Über-säuerung

Die stille Gefahr

ISBN 3-902191-14-7

Autor: Dr. med. Wolfgang Auer

Fotos: Dr. med. Wolfgang Auer, Kneipp-Verlag

Layout, Fotosatz, technische Bearbeitung: Verlag des Österreichischen Kneippbundes Ges.m.b.H.

Druck: Druckerei Theiss GmbH, A-9400 Wolfsberg.

1. Auflage

Leoben, Februar 2002

Dr. med. Wolfgang Auer

Übersäuerung

Die stille Gefahr

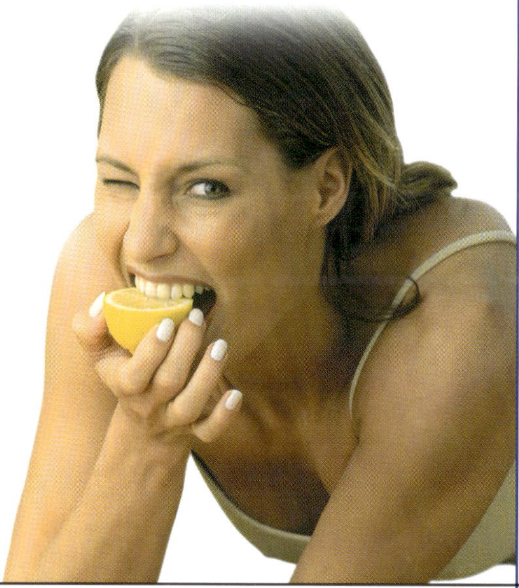

Ursachen

Folgen

Selbsthilfe

Ernährung

Patientenfragen

KNEIPP VERLAG

Inhalt

Wann waren Sie zuletzt wieder einmal so richtig sauer?

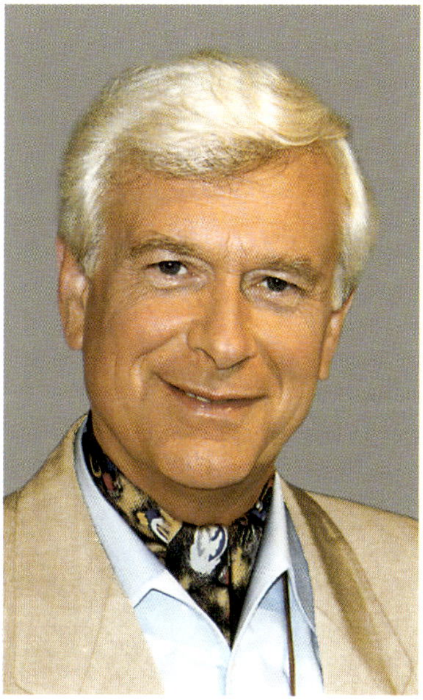

Ein Vorwort von Prof. Hademar Bankhofer

Jeder von uns muss sich im Berufsalltag oder im Privatleben immer wieder einmal ärgern. Und da kommt uns dann oft ein Satz ganz schnell über die Lippen: »Ich bin so richtig sauer!« Sie wollen damit sagen: Sie fühlen sich ganz und gar nicht wohl. Sie sind verärgert.

Glauben Sie mir: Wenn Sie so etwas sagen, dann sind Sie tatsächlich sauer. Das heißt: Sie leiden – medizinisch und biochemisch gesehen – an einer Übersäuerung in Ihrem Organismus. Der Satz ist somit im Laufe der Zeit im Volksmund aus einem unterbewussten Gefühl heraus entstanden. Ein Satz, der heute von vielen Wissenschaftlern voll bestätigt wird und der im Rahmen der Ganzheitsmedizin heute eine bedeutende Rolle spielt.

Ich möchte Ihnen dazu drei kleine Geschichten erzählen, die das Leben geschrieben hat, die mir als Medizin-Publizist zugetragen worden sind oder die ich selbst beobachten konnte.

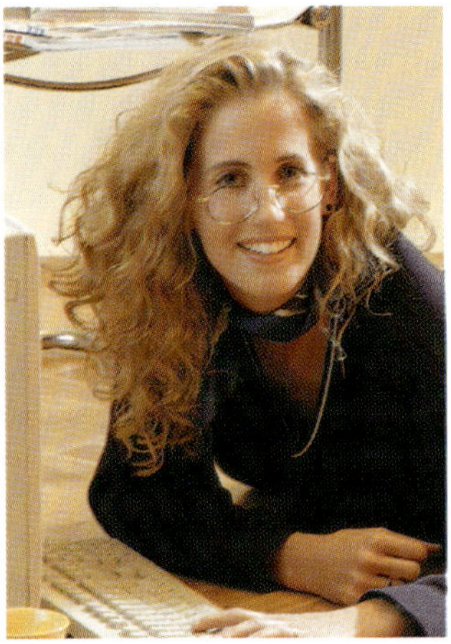

Die Drehbuch-Autorin mit dem Raynaud-Syndrom.

Vor ein paar Jahren hatte ich in der Redaktion einer Düsseldorfer Fernseh-Produktionsfirma zu tun. Da saß eine junge Kollegin am Computer und schrieb Drehbücher. Ein fröhliches und fleißiges Mädchen. Plötzlich hörte sie mit dem Tippen auf, lehnte sich im Stuhl zurück und massierte ihre Hände. Ihre Finger waren ganz blau und wirkten verkrampft.

Sie sah meinen besorgten Blick und schilderte mir sofort ihr Problem: »Ich leide am Raynaud-Syndrom. Ich habe das an den Händen und Füßen. Es handelt sich um eine Kommunikations-Störung zwischen den Nerven und den Gefäßmuskeln in den Fingern und Zehen. Es kommt zu einem Krampf. Hände und Füße werden eiskalt. Ich habe dann jedesmal entsetzliche Schmerzen. Es ist nicht ungefährlich. Es können dabei schlecht durchblutete Areale absterben. Ich war schon bei so vielen Ärzten. Keiner hat mir bisher helfen können.«

Ich habe mich ein wenig umgehört. Viele Ärzte, mit denen ich gesprochen habe, gaben zu, dass sie sich damit nicht befasst haben. Und dann telefonierte ich mit einem Arzt für Naturheilverfahren, einem glühenden Vertreter der Ganzheits-Medizin. Er meinte lakonisch: »Die Kollegin soll zu mir kommen. Das ist eindeutig die Folge von Übersäuerung.«

Als ich das der jungen Journalistin so weitergab, schüttelte sie den Kopf: »Übersäuerung? Unmöglich. Ich esse keine Zitronen, kein Sauerkraut und keine sauren Gurken. Warum sollte ich übersäuert sein?«

Da musste ich ihr vorerst erklären: Das hat damit überhaupt nichts zu tun. Im Gegenteil: Sauerkraut, saure Gurken und Zitronen schaffen im Körper basische Voraussetzungen.

Im Laufe des Gesprächs wurde mir klar, dass sich mit diesem Thema noch relativ wenige Menschen befassen.

Für meinen Lehrer in Sachen gesunde Ernährung, den mehrfachen Weltmeister im Radfahren und Gesundheits-Guru Ferry Dusika, war die Sache klar. Und er gab es in so einfachen Worten an mich weiter. Er sagte immer: »Im Körper eines gesunden Menschen sollte das Verhältnis 70 Prozent Basen und 30 Prozent Säuren sein. Die Säuren brauchen nämlich die Basen zum Abbauen.

Heute ist das Verhältnis meist verschoben. Das macht mit der Zeit krank. Wir müssen das mit unserem täglichen Essen verhindern. Merke dir als Faustregel: Die Säuren liefern der Fleischer und der Zuckerbäcker, die Basen der Obst- und Gemüsehändler!«

Die junge Kollegin in der Fernsehredaktion in Düsseldorf konnte sich zwar nicht vorstellen, dass all das, was ich ihr erklärt hatte, mit ihrem Leiden etwas zu tun haben könnte. Doch sie suchte den Arzt auf. Tags darauf berichtete sie mir: »Er hat sofort mit einem einfachen Speicheltest festgestellt, dass ich schwer übersäuert bin, vermutlich weil ich mich überwiegend von Wurst, Fleisch und Mineralwasser mit viel Kohlensäure ernähre. Durch die gravierende Störung in meinem Säure-Basen-Haushalt ist diese Überempfindlichkeit in Händen und Füßen entstanden.«

Mehrere Monate versorgte der Arzt die Kollegin mit Mikronährstoffen in Form von Basenpulver. Heute hat sie höchstens ein- oder zweimal einen kleinen Kältekrampf in den Fingern. Sie hat ihr Raynaud-Syndrom besiegt.

Ganz anders ist die Geschichte der 44-jährigen Blumenverkäuferin Angelika aus München, die mich aus dem Fernsehen kannte und eines Tages auf der Straße auf mich zuging und sagte: »Sie müssen einmal in einer Ihrer Sendungen über die gefährliche Übersäuerung im Körper berichten. Die

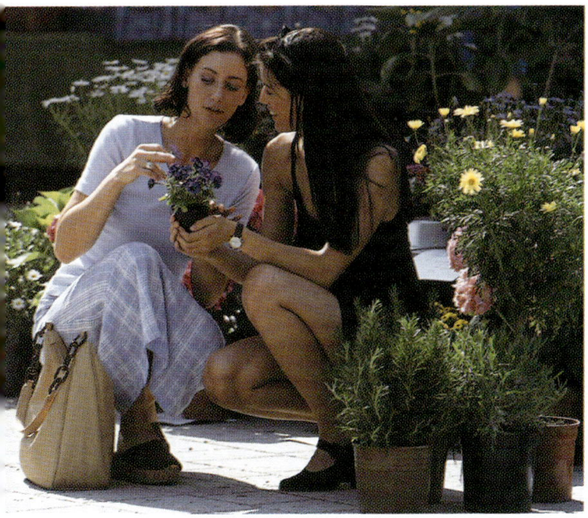

Die Blumenverkäuferin Angelika verlor die gute Laune...

Menschen wissen nichts darüber. Und ich selbst bin durch Zufall damit vertraut gemacht worden...«

Viele Jahre war Angelika eine fröhliche, vitale Verkäuferin. Sie ernährte sich zwar nicht sehr gesund, lebte hauptsächlich von Fast Food, fühlte sich aber gesund. Eines Tages aber beobachtete sie an sich, dass sie mehr und mehr schlecht gelaunt war. Die kleinste Kleinigkeit löste bei ihr Ärger aus. »Ich bin heute wieder richtig sauer!« wurde bei ihr zu einem geflügelten Wort.

Wenn Sie sich heute zurückerinnert, so fühlte sie sich auch zusehends schlechter. Sie hatte häufig Kopfschmerzen, litt unter Verspannungen und war besonders anfällig für einen Hexenschuss. Und dann kam der Tag, an dem sie vollkommen ausrastete, was früher nicht ihre Art war. Sie hatte mit ihrem Freund Kurt eine Reise in die USA geplant und freute sich sehr darauf. Alles war bereits geregelt: die Flugtickets, das Hotel, die Besichtigung von New York und der Ausflug nach Miami. Und dann erklärte ihr ihr Freund 5 Tage vor der Abreise: »Der Chef ist krank. Ich muss ihn vertreten. Wir müssen die Reise absagen. Es tut mir so leid.«

Angelika rastete aus. Wieder schnaubte sie ihren gewohnten Satz: »Ich bin stinksauer!« Von diesem Tag an war sie besonders schlecht gelaunt und gesundheitlich ging es rasant bergab.

Sie hatte depressive Stimmungen, litt an Gelenkbeschwerden und klagte nachts über Muskelkrämpfe in den Beinen. Ihre Fingernägel wurden brüchig und weich, das Haar verlor an Glanz. Das Zahnfleisch war permanent entzündet.

Angelika ging zum Arzt, ließ sich untersuchen und hörte voller Erstaunen aus seinem Mund: »Sie sind sauer, sehr übersäuert!«

Ihr Kommentar dazu: »Ich fasse es nicht: Ich sage so oft, dass ich sauer bin, also schlecht gelaunt und enttäuscht. Und jetzt bin ich wirklich sauer?«

Der Arzt erklärte ihr, was alles zu einer Übersäuerung im Körper führen kann: eine Ernährung mit viel Fleisch und zu viel Zucker, aber auch Stress und Ärger sorgen dafür, dass das Bindegewebe im Organismus übersäuert wird.

Angelika wollte natürlich wissen: »Was kann ich gegen die Übersäuerung tun?« Sie bekam genaue ärztliche Anleitungen. Sie musste in nächster Zeit überwiegend basische Lebensmittel konsumieren: Pellkartoffeln, rohes und gedünstetes Gemüse, frisches Obst, Milch, milde Kräutertees. Und sie musste säurebildende Nahrung meiden: Zucker, Fleisch, Eier, Alkohol, Kaffee, Erdnüsse, Hülsenfrüchte, Weißmehlprodukte. Und sie trank mehrere Wochen lang jeden Tag 1 Glas Wasser mit einem Basenpulver, bestehend aus basischen Mikro-Nährstoffen aus der Apotheke.

Eine weitere Geschichte bekam ich hautnah an einer Aufnahmeleiterin beim Fernsehen in München mit. Sie war um die 50 und in den Wechseljahren. Und sie litt an Osteoporose. Sie wollte das nicht verstehen, weil sie ihr Leben lang Milch und Milchprodukte in großen Mengen konsumiert hatte. Eines Tages kam sie von einem Arztbesuch in den Sender, schüttelte den Kopf und sagte: »Der Arzt sagt, meine Osteoporose schreitet so schnell fort, weil ich übersäuert bin. Was hat Säure mit meinen Knochen zu tun?«

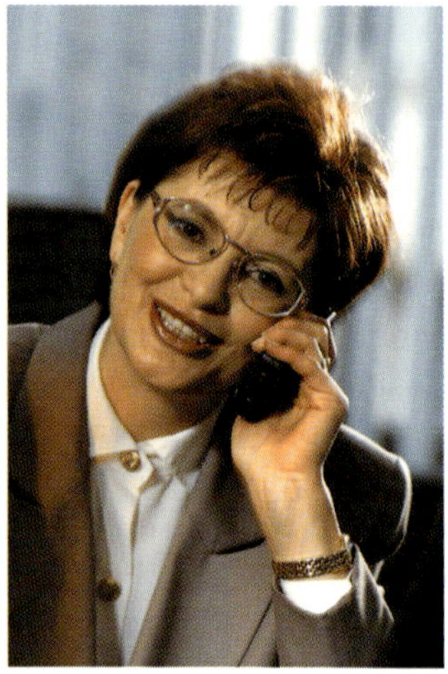

Die Aufnahmeleiterin mit Osteoporose.

Da hatte ich einen guten Vergleich zur Hand, mit dem man die Situation besser verstehen kann: Wenn wir im Mund zu viel Säure haben, werden unsere Zähne angegriffen und wir bekommen Karies. Wenn wir im gesamten Organismus zu viel Säure haben, dann werden die Knochen angegriffen und geschwächt. Das bedeutet: Kalzium und Vitamin D zuführen, Sport treiben und entsäuernde Maßnahmen setzen. Die Kollegin vom Münchner Fernsehen hat das alles gemacht. Sie konnte damit die Osteoporose stoppen.

Übersäuerung: ein faszinierendes Thema. Zum Teil aber auch heute immer noch viel diskutiert. Ich erinnere mich zurück an das Jahr 1987. Ich lernte damals den deutschen Wissenschaftler Prof. Dr. Hartmut Heine von der Universität Witten-Herdecke kennen. Er vertrat damals bereits die Auffassung: Man darf für ein Krankheitsgeschehen nicht immer nur die Zellen des Körpers zur Kenntnis nehmen und untersuchen. Das machen viele Mediziner. Es gibt aber noch etwas anderes: ein Netz-Binde-Gewebe zwischen den Zellen, den Zwischenzellraum, eine Art molekulares Sieb. Damals schon sprachen etliche Ärzte und Wissenschaftler von der Grundsubstanz, dem Muttergewebe, von der Matrix.

Prof. Dr. Heine meinte zu mir: »Man kann heute nachweisen, dass sich in dieser Matrix biochemische Vorgänge abspielen, die für die Gesundheit der einzelnen Zelle und damit für die Gesundheit des Menschen von großer Bedeutung sind. Ist dieser Zellzwischenraum nicht in Ordnung, dann kann die Zelle nicht mit Nährstoffen versorgt und mit Stoffwechselschlacken entsorgt werden. Besonders gefährlich ist es aber, wenn dieser Zwischenzellraum übersäuert ist. Das ist die Grundlage für viele Erkrankungen.«

Und noch etwas sagte damals Prof. Dr. Heine zu mir: »Wenn Sie darüber im Fernsehen berichten und darüber schreiben, dann wird es in manchen Fachkreisen vorerst viel Kritik und Ablehnung geben. Doch das wird sich ändern. Sie werden sehen: Eines Tages werden Ärzte Bücher darüber schreiben.«

Ja, liebe Leser. Und hier ist dieses Buch über die Übersäuerung. Geschrieben von einem erfahrenen Arzt, untermauert mit modernsten Forschungsergebnissen. Wenn Sie es gelesen haben, sind Sie um eine Erfahrung reicher, was man vorbeugend tun kann, um möglichst lange gesund zu bleiben und – im Falle einer Erkrankung – auf natürliche Weise möglichst schnell wieder gesund zu werden.

Herzlichst Ihr

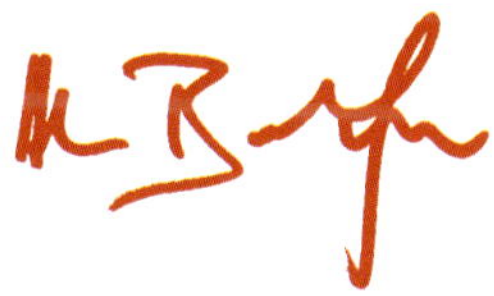

Prof. Hademar Bankhofer

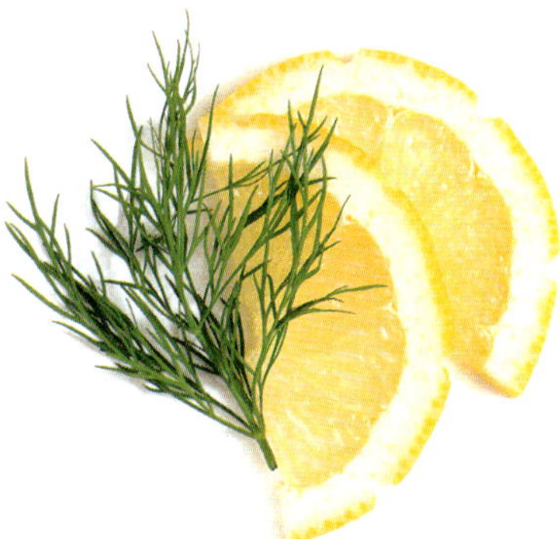

Grundgedanken zum Thema »Übersäuerung«

Bei vielen chronischen Erkrankungen zeigt sich leider die Tatsache, dass sich Ärzte und Patienten erst dann der Übersäuerung als Ursache zuwenden, wenn die Patienten bereits jahrelang erfolglos behandelt wurden.

Der Zustand der Patienten wurde oft als unabänderlich beurteilt und deshalb oft gar nicht mehr behandelt.

Durch die Erfahrung hunderttausender Patienten, denen durch eine Entsäuerung geholfen werden konnte, ist die Erkenntnis entstanden, dass vielen Leiden eine Übersäuerung zugrunde liegt. Die Anzahl der betroffenen Patienten hat sich in den letzten Jahren vervielfacht.

Fast jeder kennt die Übersäuerung ohne recht zu wissen, wie sich die Zusammenhänge darstellen. Die Meinung, dass viele Missstände unabänderlich seien, führt zur Diagnose »chronisch«.

Der Arzt sagt dem Patienten: »Damit werden Sie leben müssen!« Demgegenüber stehen die zahllosen zufriedenen Patienten, die ihre Krankheit mit einer Entsäuerung in den Griff bekommen haben.

Es wurde der Beweis erbracht, dass einer chronischen Übersäuerung und deren Folgen Abhilfe geschaffen werden kann. Viele Erkenntnisse, die allgemein gültiges medizinisches Wissen darstellen, sind Teil des Grundwissens. Die Zusammenhänge sind klar dargestellt und lassen die neuesten Erkenntnisse der Medizin in das tägliche Leben einfließen.

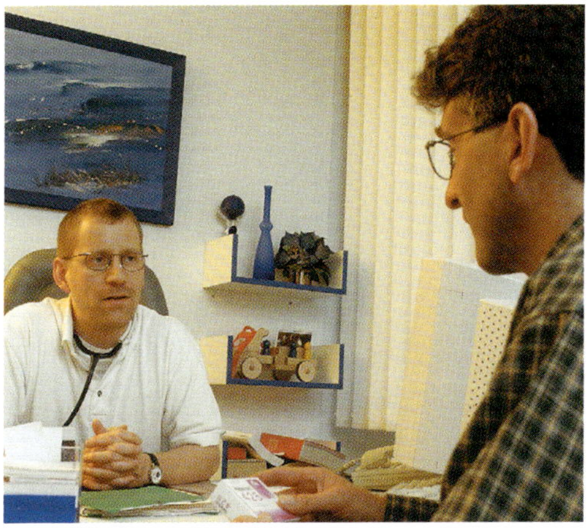

»Damit werden Sie leben müssen!«

Allein die Tatsache, dass der Leser sich mit der Materie der Übersäuerung vertraut machen will, hebt ihn auf die Stufe derer, die sich mit den alltäglichen Erklärungen nicht zufrieden stellen lassen. Es weist den Leser als offenen und fortschrittlichen Menschen aus. Dies ist eine Erfolg versprechende Vorraussetzung für den Kampf gegen die Übersäuerung.

In diesem Buch finden Sie die Grundgedanken und das Basiswissen zur Übersäuerung. Sie lernen die Ziele und den Weg dahin kennen. Entscheidend sind die praktisch anwendbaren Erkenntnisse. Nur darauf kommt es uns an.

Lassen Sie sich nicht ablenken, lesen Sie dieses Buch sorgfältig und genau. Nehmen Sie sich die Zeit auch darüber nachzudenken.

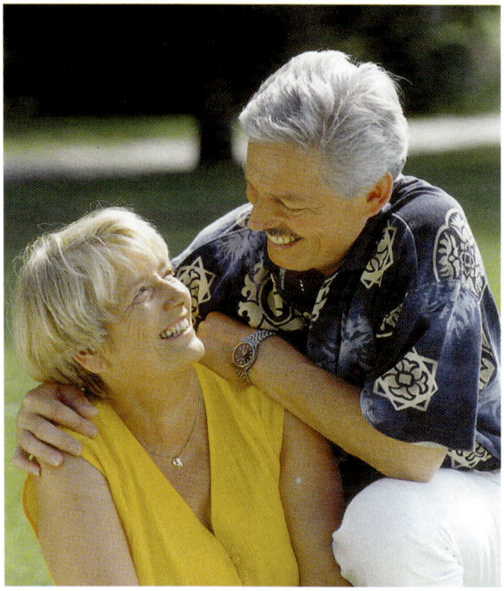

Lassen Sie sich nicht ablenken – auch nicht vom nettesten Menschen...

Lassen Sie die neuen Erkenntnisse in Ihr Leben einfließen. Übergehen Sie kein Kapitel und keine Zeile. Vollziehen Sie die Gedankengänge nach und überprüfen Sie die Wirksamkeit.

Selbstverständlich kann dieses Buch nicht auf alle offenen Fragen eingehen und eine einzige allgemeingültige Antwort geben. Jeder einzelne Mensch hat unterschiedliche Gesundheitsprobleme und daher andere Fragen. Die Antworten sind bewusst einfach und nachvollziehbar. Es werden keine unendlichen Geschichten erzählt. Fakten stehen im Vordergrund.

Diese Fakten vermitteln alles Wissenswerte und stellen Entscheidungshilfen dar. Sie werden die Antworten auf Ihre Fragen finden und damit Ihre zukünftige Gesundheit in Ihrem Interesse beeinflussen können.

Es liegt nun an Ihnen, Ihre Gesundheit in die Hand zu nehmen. Wir können Ihnen das Werkzeug dazu geben. Gebrauchen müssen Sie es selbst.

Dr. Wolfgang R. Auer

Einleitung

In den letzten Jahren wurde in zunehmendem Maße die Erkenntnis gewonnen, dass zu viel Säure (Azidose) nicht nur in der Intensivmedizin, sondern auch bei herkömmlichen Erkrankungen eine Rolle spielt. Bis heute waren hauptsächlich Intensivmediziner und Mayr-Ärzte mit dem Säure-Basen-Haushalt beschäftigt. Für die meisten Ärzte war Übersäuerung als allgemeines Stoffwechselproblem kein Thema. Wie bei vielen naturnahen Heilmethoden hat der Druck der Patienten, denen eine Entsäuerung geholfen hat, das Interesse an der Übersäuerung geweckt.

Jahrelang erfolglos behandelte Leiden konnten durch ein »Anti-Säure-Programm« nach und nach gelindert werden. Wie wunderbar und unvorstellbar ist dies für den leidenden Menschen selbst! Trotz mehrerer Millionen medizinisch wissenschaftlicher Veröffentlichungen ist es auch heute noch schwer, Unterlagen und Bücher zu finden, die sich mit der Übersäuerung nach heutigem Wissensstand auseinandersetzen. Häufig wird die Materie zu einfach dargestellt, manchmal zu speziell. Das Glück liegt hier im goldenen Mittelweg:

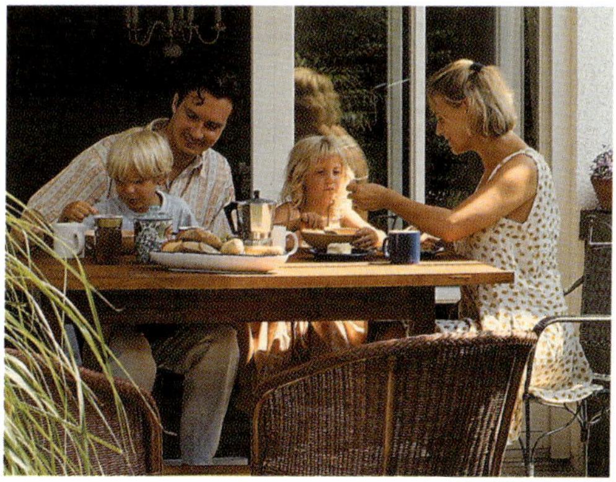

Der Mensch ist, was er isst.

- das Nützen der Erfahrung der Naturheilkunde,
- das Nützen der Akribie der Wissenschaft und Universitäten.

Aus der Kombination dieser teilweise gegensätzlichen Denkmodelle wird an das Thema Übersäuerung neu herangegangen. Begriffe werden definiert, Wege eröffnet und gangbar gemacht. Hilfe zur Selbsthilfe und »praktisches Umdenken« sind das Ziel. Es lohnt sich, den überschüssigen Säuren im Organismus den Kampf anzusagen.

Es gibt im Körper kein Organ, keine Funktionseinheit oder Zelle, die nicht durch zu viel Säure geschädigt wird oder zum Untergang gebracht werden kann.

Der Mensch ist, was er isst – die zentrale Bedeutung der Ernährung wird aus heutiger Sicht dargestellt. Antioxidantien, freie Radikale, orthomolekulare Medizin, oxidativer Stress sind Begriffe, die uns das Bewusstsein vermitteln, dass wir vermehrt auf die Ernährung achten sollen. Dabei geht alles relativ einfach, auch ohne Spurenelementanalysen und kostspielige Vitamin- und Spurenelementlangzeitprogramme. Fakten sind heute mehr gefragt denn je!

Übersäuerung ganzheitlich definiert

Um einen Brückenschlag zwischen moderner Wissenschaft und alter Naturheilweisen zu schaffen, ist das menschliche Modell der Ebenen anzuwenden. Dies ist nötig, um die Übersäuerung des Organismus in seiner Gesamtheit zu verstehen. Denn überschüssige Säure kann in jeder Ebene schädigen.

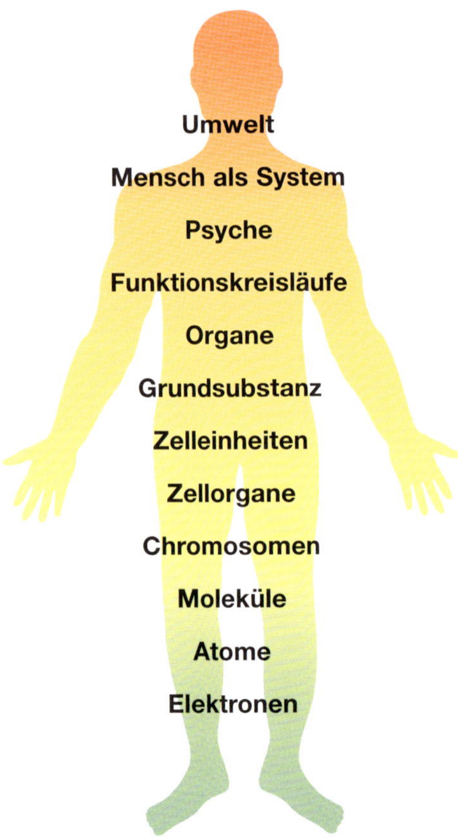

In den letzten Jahrzehnten und auch heute noch wird die gesamte Umwelt und dadurch die Menschheit durch den sauren Regen gefährdet.

Welche Auswirkung dies auf den Einzelnen hat, ist klar: Kein Baum, kein Sauerstoff, kein Leben.

Der Volksmund tituliert eine Missstimmung seit jeher schon als »Sauer-sein«. Obwohl es heißt »sauer macht lustig«, ist das Gegenteil öfter wahr.

Jede Ebene wird auf verschiedene Art durch zu viel Säure geschädigt – die Folge davon sind unterschiedliche Erkrankungen und Empfindungsstörungen.

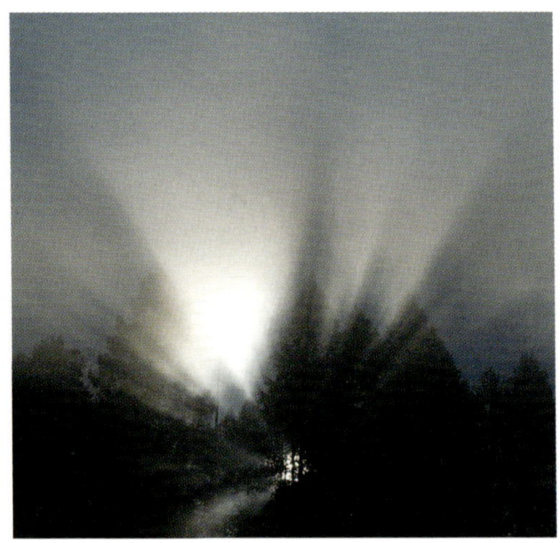

Kein Baum, kein Sauerstoff, kein Leben.

So einfach ist es auch wieder nicht!

Patienten und auch deren Heiler haben den Hang zur Vereinfachung. Einer Erkrankung wird leichter eine Ursache zugeschrieben, die logisch erscheint und nachvollziehbar ist. Gicht ist eine Erhöhung der Harnsäure.

Wodurch diese erhöhte Harnsäure entstanden ist, kann in vielen Fällen nicht gesagt werden:

- zu viele Purine in der Ernährung,
- zu üppiges Essen,
- zu viel Alkohol,
- zu wenig Flüssigkeitszufuhr,
- zu wenig Nahrungsaufnahme,
- Tumoren,
- Enzymdefekte,
- Nierenschwäche,
- und vieles mehr.

Mit der Einnahme eines Medikamentes wird die neuerliche Bildung der Harnsäure gebremst. Die Ursache wird nicht erforscht und nicht behoben. Die Übersäuerung des Organismus wird übergangen. Gegen Schmerzen und Entzündung bekommt der Leidende Injektionen mit Kortison und antirheumatischen Stoffen, die meist ebenfalls Säuren oder deren Salze sind. Die Ursache des komplexen Krankheitsgeschehens ist die Übersäuerung des Organismus und die Störung seiner Stoffwechselsysteme.

Dass eine generelle Übersäuerung in unserem Körper gar nicht so einfach zu bestimmen und nachzuweisen ist, zeigen die unterschiedlichen Körpersysteme und Flüssigkeiten:

- Blut,
- Urin,
- Gehirnflüssigkeit,
- Galle,
- Magensaft,
- Speichel,
- Bauchspeicheldrüsensekret,
- Gelenkflüssigkeit,
- Augen und Tränenflüssigkeit,
- Schweiß,
- Grundsubstanz des Bindegewebes,
- Sperma und Vaginalflüssigkeit,
- Flüssigkeit des Zellinneren.

Bei der Entstehung des Lebens ist der Säure-Basen-Haushalt immens wichtig. Das saure Milieu der Vagina muss durch die basischen Anteile der Samenflüssigkeit neutralisiert werden, da ansonsten die Spermien absterben und nie zu ihrem Ziel kommen würden. Gelingt diese Neutralisation, ist die Befruchtung möglich.

Am Ende ebenfalls: Bevor der Organismus stirbt, bricht der Stoffwechsel zusammen und der Säure-Basen-Haushalt kippt ins Saure. Auf Intensivstationen wird daher der pH-Wert des Blutes häufig gemessen. Der pH-Wert spielt eine bedeutende Rolle bei der Behandlung lebensbedrohender Erkrankungen. Nimmt die Säure überhand, ist der letzte Kampf verloren.

Dazwischen haben unsere Systeme permanent zu tun, um gegen manche Säuren anzukämpfen und ihre Attacken abzuwehren. Bei unzähligen akuten aber auch chronischen Leiden liegt eine Verschiebung der Stoffwechsellage ins Saure vor.

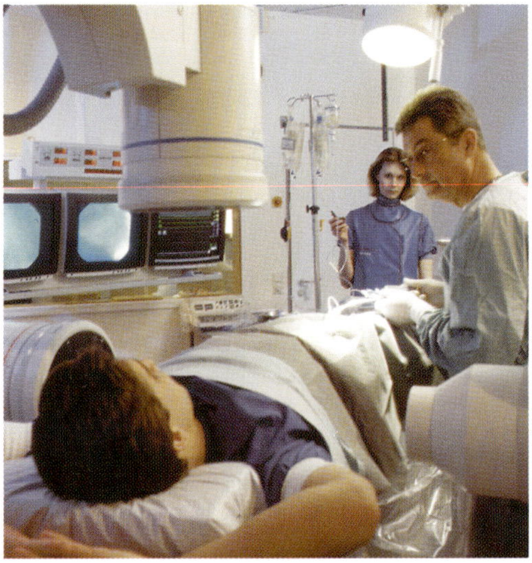

Auf Intensivstationen wird der pH-Wert des Blutes häufig gemsessen.

Grundlagen des Säure-Basen-Haushaltes

Der menschliche Organismus hat ein komplexes System aufgebaut, Säuren und Basen arbeiten zu lassen. Die Gefahr der Entgleisung ist durch einige Mechanismen beschränkt. Dazu dienen mehrere Puffersysteme.

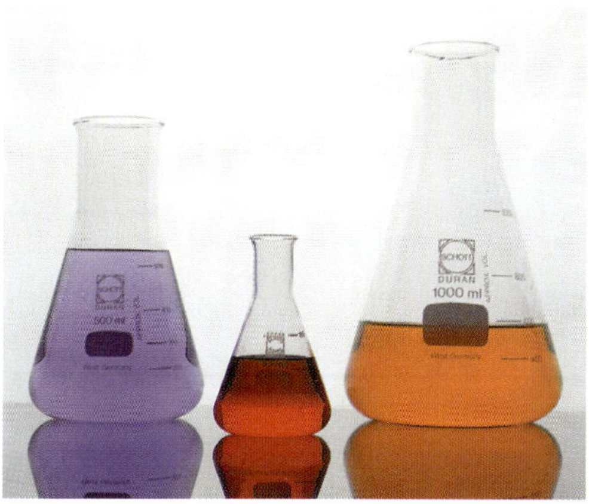

Verschiedene Körperflüssigkeiten benötigen verschiedene pH-Werte, um optimal arbeiten zu können.

Chemische und biologische Reaktionen spielen sich überwiegend in wässrigen Lösungen ab.

Es gibt eine »Grundsubstanz«, die in den einzelnen Körperflüssigkeiten ein dynamisches Gleichgewicht zwischen Säuren und Basen gewährleistet. Die ist Grundvoraussetzung für ein reibungsloses Funktionieren aller Organfunktionen.

Meist gelingt es dem Organismus dieses dynamische Gleichgewicht ausgeglichen zu halten. Durch unterschiedliche Ursachen kommt es zur Anhäufung von Säuren oder deren Salzen in einzelnen Körperregionen oder Zellverbänden.

Dies äußert sich vor allem in schmerzhaften Ablagerungen im Bindegewebe. Diese werden auch Schlackenstoffe genannt und sind großteils Salze der in der Grundsubstanz angehäuften Säuren.

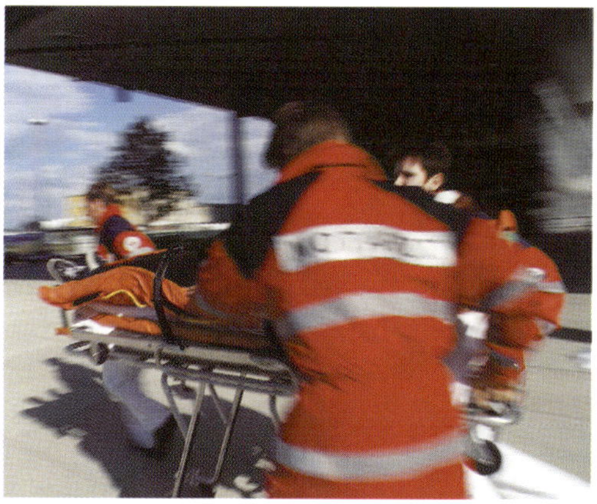

Auch das Herz ist durch Säureattacken gefährdet!

Gefährlicher sind die Säureattacken, die lebenswichtige Systeme dauerhaft schädigen. Hier sind die Gefäßinnenwände der Herzkranzgefäße (Herzinfarkt) und Gehirngefäße (Schlaganfall) besonders gefährdet.

Säuren sind Substanzen, die in der Lage sind, H+Ionen abzugeben. Je mehr H+Ionen sie abzugeben in der Lage sind, umso stärker ist die Säure.

Der pH-Wert gibt an, wie stark der Säuregehalt einer wässrigen Lösung ist. Der Säuregehalt ist stärker, wenn der pH-Wert niedrig ist.

Die wichtigsten Säuren sind:

- Perchlorsäure,
- Salpetersäure,
- Schwefelsäure,
- Essigsäure,
- Phosphorsäure,
- Salzsäure,
- Milchsäure,
- Harnsäure,
- Arachidonsäure,
- Fettsäuren,
- Kohlensäure,
- Blausäure.

Basen sind Lösungen, die über eine OH-Gruppe in der Lage sind, H+Ionen aufzunehmen und damit Säuren zu neutralisieren oder abzupuffern und damit unschädlich zu machen.

Ob eine Flüssigkeit sauer oder basisch ist, hängt davon ab, in welche Richtung das Gleichgewicht verschoben ist. Liegen mehr

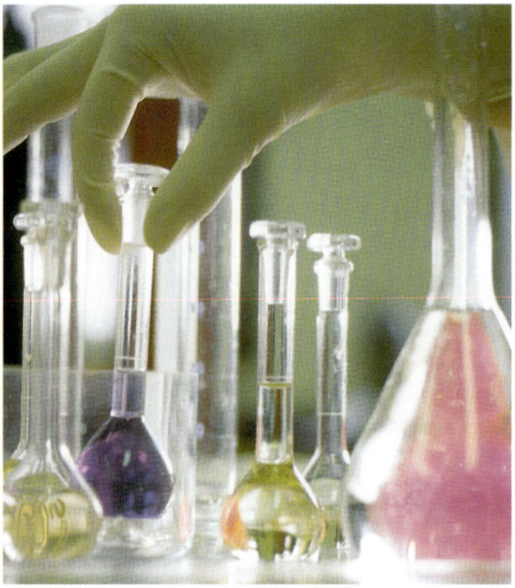

Sauer oder basisch?

Säuren als Basen vor, ist die Flüssigkeit im sauren Milieu. Haben Basen die Überhand über Säuren, ist das Milieu alkalisch oder basisch.

Die durchschnittlichen pH-Werte der wichtigsten Körperflüssigkeiten:

Mundspeichel	7,2	–	7,5
Magensaft	2,5		
Bauchspeichel	7,5	–	8,8
Galle	7,5	–	8,8
Blut	7,37	–	7,43
Scheidensekret	4,0	–	4,7
Samenflüssigkeit	7,8	–	8,2
Urin	6,2		

An den unterschiedlichen pH-Werten lässt sich nicht unschwer erkennen, wie wichtig die Regulation des Säure-Basen-Haushaltes ist. Nicht alle Säuren sind schädlich, aber sie sollten zum richtigen Zeitpunkt am richtigen Ort ihre Aktivität entfalten.

Das Gleichgewicht verschiebt sich häufig zu Gunsten der Säuren. Es kommt zu unzähligen Störungen biologischer Funktionen. Ein intakter Stoffwechsel hat viele Möglichkeiten zur Regulation des Säure-Basen-Haushaltes.

Gesundheit und Krankheit des Menschen hängen zu einem wichtigen Teil von chemisch-biologisch-physikalischen Regulationsmechanismen ab, bei denen der Säure-Basen-Haushalt eine zentrale Rolle einnimmt. Er ist maßgeblich an allen körperlichen Funktionsabläufen beteiligt und zeigt bei krankhaften Vorgängen messbare Veränderungen. Meist zeigt sich eine stille oder schleichende chronische Verschiebung ins Saure. Von einer Basenbelastung wird nur in seltenen Ausnahmefällen berichtet.

Die Erfolgschancen einer wie auch immer gearteten Therapie vergrößern sich, wenn es gelingt, den Körper bei seiner Entsäuerung zu unterstützen. Ein Säureüberschuss führt nicht nur zu gesundheitlichen Einschränkungen, sondern behindert die Wirkung zahlreicher Medikamente und natürlicher Heilmethoden.

Der Kampf gegen die Übersäuerung ist wichtig, um Wohlbefinden zu erlangen und Gesundheit zu erhalten. Dazu gehört eine Änderung der Lebensgewohnheiten sowie die gezielte Zufuhr basischer Stoffe.

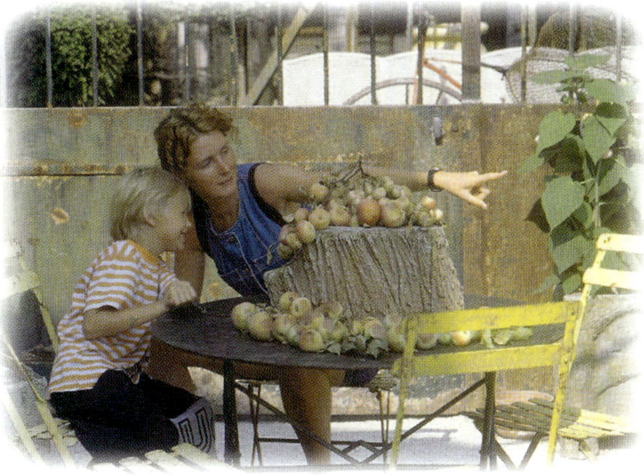

Biologische Regulationssysteme

Der Organismus hat mehrere Möglichkeiten, das Säure-Basen-Gleichgewicht zu bewahren:

- Die Lungen können vermehrt flüchtiges Kohlendioxid (CO_2) abatmen. Dies ist eine kurzfristige Methode, um flüchtige Säuren zu eliminieren. Dieser Mechanismus wird auf Intensivstationen permanent überwacht. Wenn dieses System kippt und die Säuren überhand nehmen, ist Feuer am Dach. Der Organismus ist vom Untergang bedroht.
- Die Niere ist in der Lage, Säuren über den Harn auszuscheiden. Unterstützt wird dies durch genügend Flüssigkeitszufuhr.
- Die Puffersysteme in Blut und Blutplasma regulieren den Säure-Basen-Haushalt. Der Organismus trachtet, den pH-Wert des Blutes konstant zwischen 7,37 und 7,43 zu halten. Abweichungen gehen meist zu Lasten eines anderen Körpersystems, sofern die überschüssige Säure nicht ausgeschieden werden kann. Naturgemäß ist das Blutpuffersystem das am besten funktionierende Abwehrregiment gegenüber den Säureattacken.

Der pH-Wert von 7,4 bedeutet, dass ein allgemeiner Basenüberschuss im Blut vorherrscht. Puffer bedeutet eine schwache Säure mit der dazugehörigen konjugierten Base.

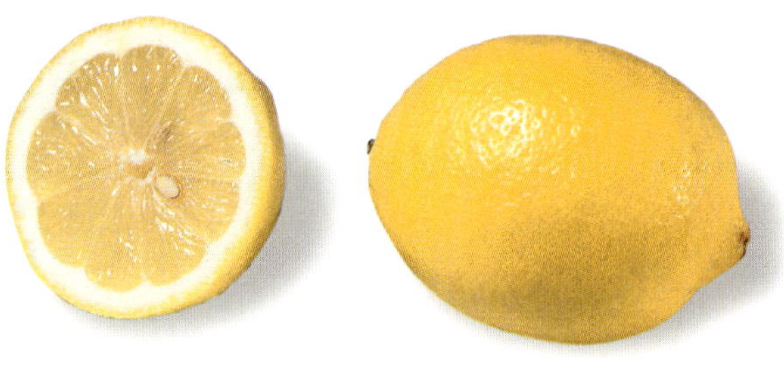

Puffersysteme erhöhen die Stabilität und die Belastbarkeit des Stoffwechsels. Der Körper ist so leicht anfällig gegen einzelne Säureattacken.

Die wichtigsten Blutpuffersysteme:

- Hämoglobinpuffer
- Phosphatpuffer
- Bikarbonatpuffer
- Proteinpuffer

Sind diese Puffersysteme stark beansprucht, aber der Blutsäurespiegel gerade noch aufrechterhalten wird, spricht man von stiller oder schleichender Übersäuerung (latente Azidose). Wenn die Pufferreserven aufgebraucht sind, droht das System zu kippen. Eine Fülle an Erkrankungen kann ausgelöst werden. Die überschüssigen Säuren werden nicht abgepuffert. Der Körper muss sie irgendwo ablagern, wo sie jahrelang einzelne Systeme stören können.

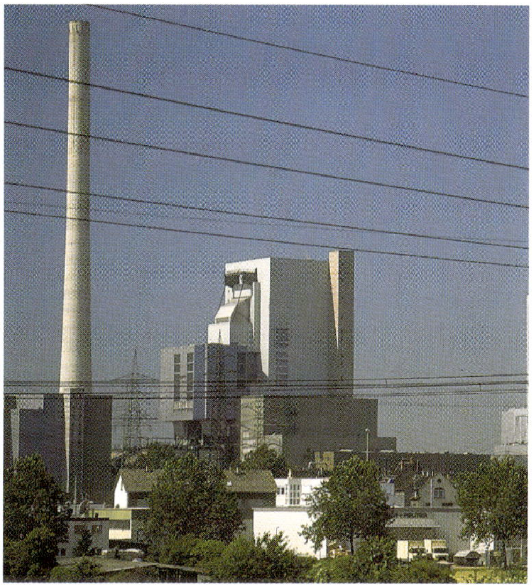

Die natürlich-biologischen Neutralisationsmechanismen sind begrenzt und leiden stark unter den Umweltbedingungen und der Lebensführung des 21. Jahrhunderts.

So perfekt der Organismus auch ausgestattet ist, ist es für unsere Gesundheit ratsam, diese Puffersysteme durch entsprechendes Verhalten zu unterstützen und nicht noch zusätzlich zu belasten.

Die Nachweisbarkeit der Übersäuerung

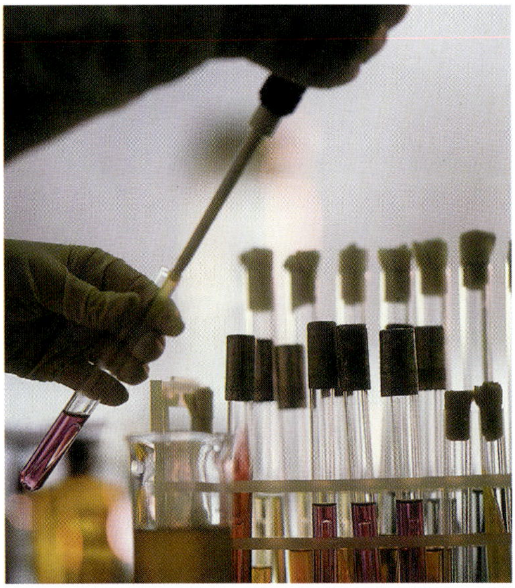

Die naturwissenschaftliche Medizin hat das Bedürfnis nach permanenter Messbarkeit und Therapiekontrolle. Diesem Drang schließen sich in der Regel auch die meisten Patienten an.

Ein ganzer Zweig der modernen Medizin widmet sich der Kunst des Messens und des Bestimmens. Dass dies auch Sinn macht, kann nicht immer bestätigt werden, da die Messergebnisse manchmal die wahre Stoffwechselsituation nicht widerspiegeln.

Jede Messung aus einer der vielen vorliegenden Körperflüssigkeiten stellt nur eine Momentaufnahme in einem komplexen System dar. Die Messungen aus Blut, Urin, Speichel, Magensaft usw. sind nicht wirklich aussagekräftig für den tatsächlichen Zustand des Säure-Basen-Haushaltes.

Der Zustand des Bindegewebes hat bei der klinischen Untersuchung für den erfahrenen Diagnostiker mehr Wert als die wochenlange Aufzeichnung des morgendlichen Urin-pH-Wertes. So kann bereits aus dem Tastbefund des Bindegewebes über dem Kreuzbein auf eine Säurebelastung geschlossen werden. Ebenfalls kann eine klinische Beurteilung über Farbe und Zustand der Haut und der Zunge sowie der Schleimhäute erfolgen. Bei einer Vielzahl von Erkrankungen kann schon aus der Vorgeschichte auf eine chronische Übersäuerung geschlossen werden, entweder als Ursache oder als Begleitsymptom.

Messmethoden

Blutige Verfahren:

Diese können nur mittels Blutentnahme erfolgen und benötigen ein ausgestattetes Labor.

Blutgasanalyse des Blutes: Die Blutgasanalyse misst vorwiegend den Zustand des arteriellen Blutes. Diese wird hauptsächlich in der Intensivmedizin angewandt und hat dort auch ihren großen Stellenwert. Die Aussagekraft für unsere gesamte Säurebelastung ist relativ gering, da der Organismus den pH-Wert des Blutes in engen Grenzen hält. Außerdem werden nur die flüchtigen Säuren, vor allem Kohlensäure gemessen.

Milchsäurebestimmung aus dem Blut: Diese Methode ist relativ einfach und hat hohe Aussagekraft für die Produktion und den Spiegel der Milchsäure. Dies ist ebenfalls in der Intensivmedizin von Bedeutung, da zum Beispiel mit Bakterien septisch befallene Patienten hohe Milchsäurespiegel aufweisen. Die Milchsäure steigt bei Fieber ebenfalls stark an. Das große Einsatzgebiet der Laktatmessung liegt in der Leistungsdiagnostik und Sportmedizin. Die gesamte moderne Trainingssteuerung läuft über diese Bestimmungsmethode.

Pufferkapazität des Blutes: Bei diesem Verfahren nimmt man sowohl Vollblut als auch Blutplasma zur Bestimmung (Blut ohne Zellen) und setzt in kleinen Schritten Säure zu. Je langsamer der pH-Wert bei dieser Titration (Ausführung einer chemischen Maßanalyse) sinkt, umso besser ist die Fähigkeit des Blutes, überschüssige Säure abzupuffern.

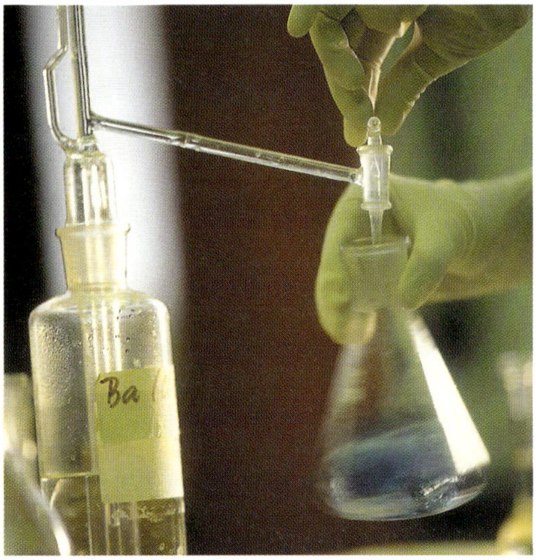

Bestimmung des Harnsäurespiegels im Blut: Dieser sagt einiges über den Stoffwechsel der Purine bis hin zur Harnsäure aus. Eine Erhöhung geht nahezu immer mit einer Säurebelastung des Gesamtorganismus einher. Ein normaler Harnsäurespiegel im Blut sagt noch nicht aus, dass keine Belastung vorliegt. Es gibt auch den Gichtanfall bei normalem Harnsäurespiegel!

Bestimmung des pH-Wertes und des Säuregehaltes in gewonnenen Körperflüssigkeiten: In erster Linie ist bei den blutigen Verfahren die Gewinnung von Gelenkflüssigkeit zu nennen. Hierbei wird in den meisten Fällen das Vorliegen von Harnsäurekristallen oder von Entzündungsaminosäuren gemessen.

Unblutige Verfahren:

Einmalige Harnmessungen werden in den meisten Fällen dazu angewandt, um einfach und kostengünstig einen Nachweis der Übersäuerung zu erbringen. Der diagnostische Wert ist aber sehr in Zweifel zu ziehen, da der pH-Wert des Urins starken Schwankungen unterliegt. Der Harn soll außerdem von Haus aus »sauer« sein. Ein niederer pH-Wert des Urins besagt lediglich, dass über die Niere vermehrt Säure ausgeschieden wird, was ja an und für sich erwünscht ist. Ebenfalls stark abhängig ist der Urin-pH-Wert von der zugeführten Flüssigkeitsmenge. Keine Aussagekraft hat die Urinmessung für die Wirksamkeit basischer Substanzen.

Belastungstest mittels standardisierter basischer Substanzen (z. B. Basenpulver). Nach Messung des Morgenurins wird Basenpulver eingenommen. Anschließend wird der Harn in den nächsten Stunden gemessen und es sollte sich ein Anstieg des pH-Wertes zeigen. Die Aussagekraft ist leider ebenfalls gering und stark schwankenden Einflüssen unterlegen.

Die Harnmessung mittels Uhrzeitabgabe lässt aus oben genannten Gründen auch keine schlüssige Aussage über eine eventuell vorliegende stille oder schleichende Übersäuerung zu.

Obwohl die genannten Messverfahren keine große Aussagekraft besitzen, sind sie meist sehr beliebt und auch verbreitet. Der beste Hinweis auf des Vorliegen einer Übersäuerung ist mangelndes Wohlbefinden und die Anfälligkeit für diverse Erkrankungen. Selten wurde bei völlig gesunden Menschen, die sich wohlfühlen und bei bester Lebensfreude sind, eine Übersäuerung festgestellt.

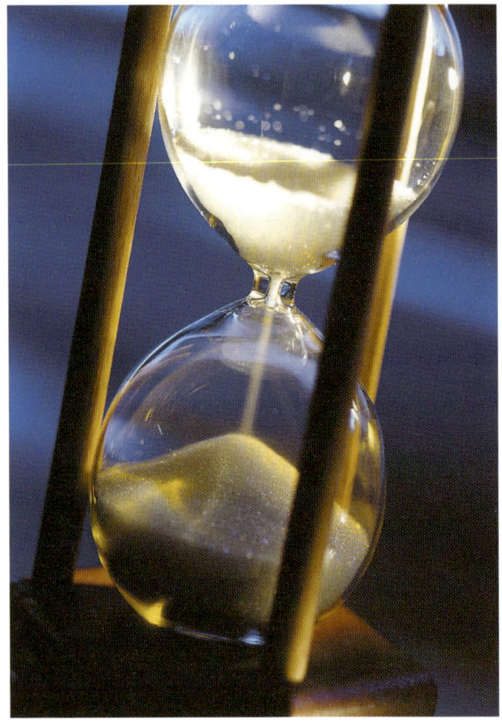

Die Harnmessung lässt auch mit genauer Zeitangabe keinen Rückschluss auf die Übersäuerung zu.

Der übersäuerte Prototyp

Lange Zeit versuchten gut gelaunte und positiv eingestellte Ärzte einen massiv übersäuerten Prototyp zu zeichnen. Dieser musste bereits jahrelang durch zu viel Säure überlastet sein. Das Bild könnte wie folgt aussehen:

Das Alter liegt zwischen knapp unter einem Jahr und knapp über 100. Die jüngsten Übersäuerungspatienten wurden noch gestillt! Eine Entsäuerung der stillenden Mutter konnte die massiven Verdauungsprobleme des Nachwuchses stoppen. Wie stark der Einfluss der mütterlichen Ernährung auf das Wohlbefinden des Säuglings ist, ist allgemein bekannt. Vorwiegend wird stillenden Müttern von sauren und säurebildenden Nahrungsmitteln abgeraten.

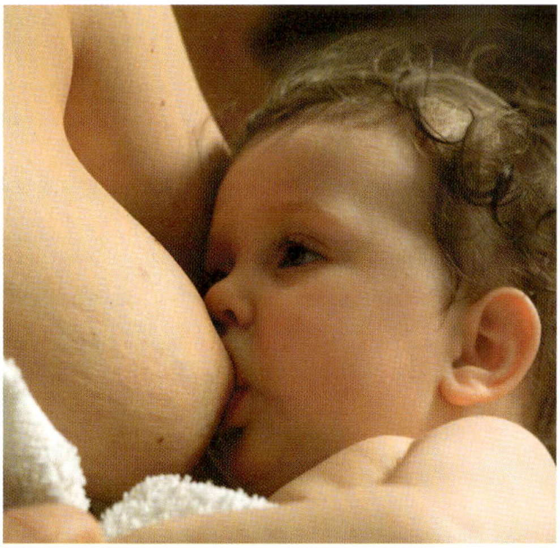

Sogar schon während des Stillens kann es zur Übersäuerung kommen.

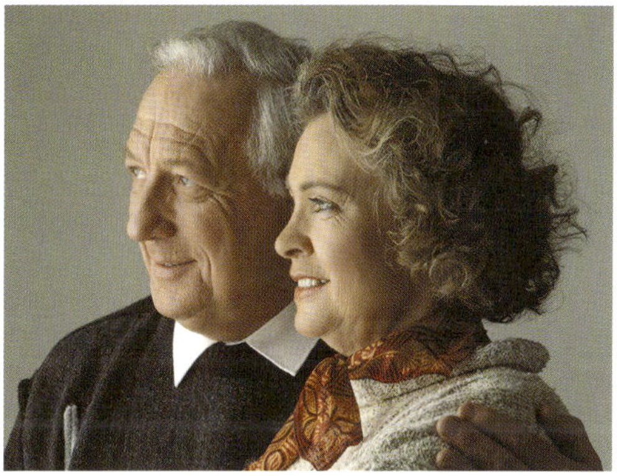

Selten sieht man Menschen, die chronisch übersäuert sind und trotzdem ein hohes Alter erreichen. Im Alter lässt die Nierenfunktion nach, der Stoffwechsel ist in den meisten Funktionen eingeschränkt, die Säureattacken nehmen zu, Säuren werden schlechter ausgeschieden. Oft konnte beobachtet werden, dass manche Patienten erst im Alter beginnen, mit der überschüssigen Säure nicht mehr fertig zu werden. Für ein seriöses Bekämpfen der Säure ist es nie zu spät.

Das Gewicht liegt zwischen stark untergewichtig und stark übergewichtig. Je nach Stoffwechselveranlagung reagiert der Prototyp entweder mit zu starker Fettbildung oder mit einer schlechten Verstoffwechselung der zugeführten Nahrung. – Sicherlich hat er eine steife Wirbelsäule durch die chronische Entzündung der Zwischenwirbelgelenke. Die kleinen Gelenke der Hände und Füße sind ebenfalls verformt. Chronische Schmerzen gehören auf jeden Fall dazu.

Meist hat der Prototyp schon mindestens drei der folgenden Operationen hinter sich:

- Gallenblasenentfernung
- Teil- oder Ganzentfernung des Magens
- Bandscheibenoperation
- ein bis mehrere künstliche Gelenke
- mindestens einen Tumor
- Nierensteinoperation
- Bauchspeicheldrüsenoperation
- Dickdarmoperation

Auf jeden Fall ist unser Paradepatient unbeweglich durch permanente Schmerzen und allgemeine Bewegungsarmut. Er ist deutlich verstimmt, schlecht gelaunt (sauer) und depressiv. Meist hat der Patient schon die Hoffnung verloren, da er bereits zahlreiche Verfahren der Medizin ohne Erfolg hinter sich hat.

Unser neuer Freund hat wahrscheinlich noch Folgendes zu bieten:

Magen-Darm-Trakt

- Chronische oder akute Gastritis
- Darmpilz
- Verstopfung/Blähungen
- Gallenprobleme
- Völlegefühl/Verdauungsprobleme
- übel riechender Stuhl

Muskel – Gelenke

- Gicht
- geschwollene Beine
- Muskelschmerzen
- Bandscheibenschäden
- Kreuzschmerzen
- Osteoporose
- Gelenkabnützungen
- Rheuma in allen erdenklichen Formen

Haut – Haare – Zähne

- Haarausfall
- brüchige Nägel
- Akne bei Jugendlichen
- Chronische Ausschläge
- Karies
- Parodontose
- trockene Haut
- Hautpilze
- Neurodermitis
- Allergien
- unreine Haut
- Cellulitis

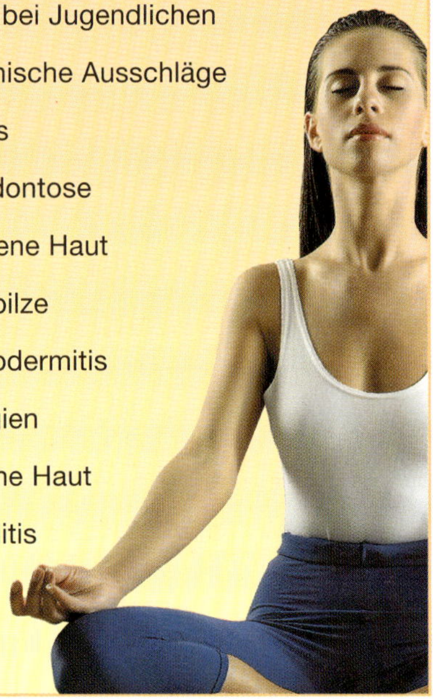

Stoffwechselsystem

- Übergewicht
- Heißhungerattacken
- Zuckerkrankheit
- Gewichtszunahme
- Nierensteine
- erhöhte Harnsäure
- erhöhte Leberwerte
- erhöhtes Cholesterin

Gefäß-System

- Bluthochdruck
- Schlaganfall
- vorzeitige Verkalkung
- Erkrankung der Herzkranzgefäße
- Durchblutungsstörungen der Beine
- Schwindel
- Migräne
- Herzinfarkt

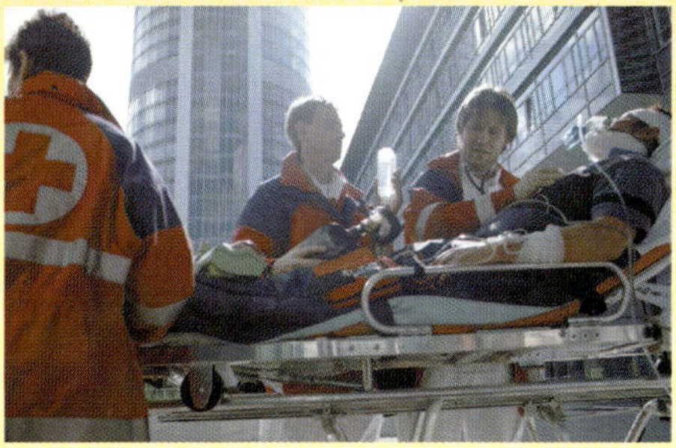

Gesamtorganismus

- Immunschwäche
- chronische Schmerzzustände
- Depressionen
- allgemeines Unlustgefühl
- mangelnde Libido
- Leistungsmangel
- Nervosität
- Stressunverträglichkeit
- Übertraining bei Sportlern
- vorzeitige Ermüdung

Eigentlich ein Auszug fast aller Diagnosen der gesamten Heilkunde. Zugegebenermaßen zeigt sich unser Übersäuerungsprototyp wirklich äußerst krank und leidet an vielen Krankheiten.

Übersäuerung ist grundsätzlich bei fast jeder Erkrankung im Spiel. Entweder als Auslöser der Symptome oder als Resultat der Zellschädigung. Die enorme Bedeutung des Säure-Basen-Haushaltes wurde von der modernen Medizin nicht neu erfunden. Erfahrungen aus unterschiedlichen Naturheilverfahren wurden verarbeitet und wissenschaftlich interpretiert.

Dem Säure-Basen-Haushalt kommt die Bedeutung zu, die ihm ganzheitsmedizinisch zusteht.

Die Ursachen der Übersäuerung

Es gibt eine Unzahl von Möglichkeiten, die eine Übersäuerung auslösen. Die unterschiedlichen pathologischen und pathophysiologischen Gründe werden bewusst weggelassen, da sie ohnehin einen Fall für den Arzt darstellen und in der Regel eher verwirrend sind. Eine Schwierigkeit ist auch der Umstand, dass nur wenige »Gesetze« aufgestellt werden können, die für alle gelten.

Nur einer dieser folgenden Auslöser kann zu einer Verschiebung der Stoffwechsellage ins Saure führen.

Die Säureattacken können auch immer wieder von neuem gegen unseren Körper und unsere Gesundheit gerichtet sein. Das Wissen um die Zusammenhänge von Säure und Krankheit kann vieles bereits im Ansatz verhindern.

Unterschiedliche Menschen haben eine differente Säuretoleranz. Jede Person ist ein Individuum, auf das individuell eingegangen werden muss, wenn gesundheitliche Störungen auftreten.

Die aufgezeigten Ursachen der Übersäuerung treffen in den meisten Fällen zu. Sie müssen aber nicht unbedingt krank machen, da die Lebensweise so gewählt werden kann, dass die Säureanflutung kompensiert wird.

Schädigend wirkt sich vor allem die chronische und schleichende Übersäuerung aus.

Die bedeutendsten Ursachen liegen in der Lebensführung:

- Ernährung,
- Suchtmittel,
- Stress,
- zu geringe Flüssigkeitszufuhr,
- Nebenwirkung mancher Medikamente,
- Bewegungsmangel und Überanstrengung.

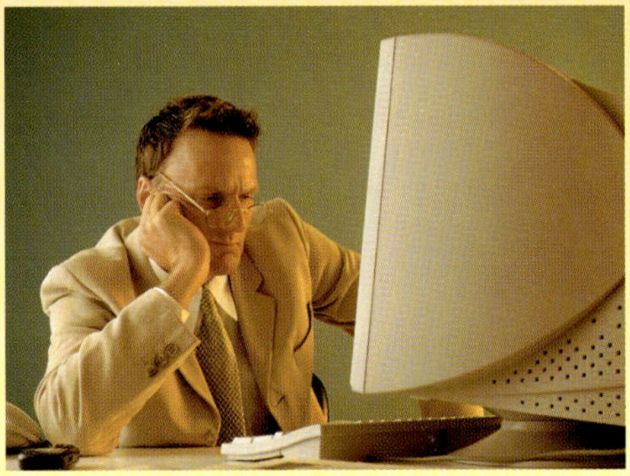

Ernährung

Zur Ernährung gibt es unterschiedliche Einteilungen mit verschiedenen Tabellen und Empfehlungen. Viele dieser Zuordnungen, welche Nahrungsmittel säureproduzierend, sauer, basisch oder basenwirksam sind, erscheinen teilweise spekulativ. Einen guten Ansatz bietet die Heilmethode der F.-X.-Mayr-Kur, deren Doyen Dr. Erich Rauch sich das Verdienst erworben hat, die Mayr-Kur als anerkannte Heilmethode durchzusetzen.

Zur F.-X.-Mayr-Kur sei der Interessierte an die einschlägige Literatur verwiesen. Eine zentrale Rolle spielt dabei das Bekämpfen der Übersäuerung über den Darm.

Andere Ernährungsexperten sehen manche Nahrungsmittel in einem anderen Licht.

Wir wollen uns aus dieser Diskussion heraushalten, da vorwiegend der Patient selbst seine Erfahrungen machen muss, welche Nahrungsmittel er wann, in welcher Menge verträgt.

Dies ist von so vielen Faktoren abhängig, dass hier keine allgemeingültigen Regeln aufgestellt werden können.

Dennoch wäre das Thema Übersäuerung nicht ausreichend behandelt, wenn nicht auch konkrete Ernährungstipps gegeben werden.

Die meisten Nahrungsmitteltabellen, die bisher vorliegen, gehen von einem gesunden, gut funktionierenden Stoffwechsel aus.

Bei kleinsten Störungen der Verdauung, bei Stoffwechselschwächen verändert sich der Säure-Basen-Haushalt grundlegend. Außerdem beruhen diese Tabellen größtenteils auf anschließenden pH-Messungen im Urin, die, wie wir wissen, nicht ganz aussagekräftig sind.

Daher gibt es auch Differenzen der Empfehlungen bei verschiedenen Autoren.

Nahrungsmittelgruppen:

- Säurebildende Nahrungsmittel. Diese sind selbst nicht sauer, bilden aber in ihrer Verstoffwechselung und Verdauung Säuren.
- Saure Nahrungsmittel. Diese sind von sich aus sauer. Es ist aber unterschiedlich, ob sie für den Organismus säure-oder basenbildend in Erscheinung treten.
- Basische Nahrungsmittel. Diese sind basisch, wobei aber die Stärke der Base nichts über die tatsächliche Qualität als basenbildendes Nahrungsmittel aussagt.
- Basenbildende Nahrungsmittel. Diese sind selbst nicht basisch, haben aber eine gute basenspendende und entsäuernde Wirkung.

Bevor wir uns den Nahrungsmittelgruppen zuwenden, werden noch einige Grundbegriffe der Ernährung erklärt. Die Wichtigkeit der Ernährung liegt bei folgenden Grundgesetzen, die jeder für sich hinterfragen muss:

WAS? WANN?

WIE VIEL? WIE OFT?

WIE GEKAUT?

WIE VERDAUT?

WIE VERTRAGEN?

Säurebildende Nahrungsmittel

Sie enthalten keine Säure, produzieren aber als Stoffwechselprodukt bei ihrer Aufnahme und Weiterverwendung Säuren oder saure Substanzen.

Dieser Vorgang ist natürlich und für die Verdauung auch notwendig. Ein Zuviel oder Zuoft soll bei diesen Nahrungsmitteln vermieden werden.

Wenn zu viel Fleisch oder andere Säurebildner gegessen werden, soll dies unbedingt durch die Zufuhr von Basenpulver kompensiert werden.

Empfehlenswert ist auch die anschließende Abstinenz von Säurebildnern für einige Tage.

Säurebildende Nahrungsmittel

- Fleisch
- Geflügel
- Wurstwaren
- Geselchtes
- Speck
- Innereien
- Käse
- tierisches Fett
- tierische Aufstriche

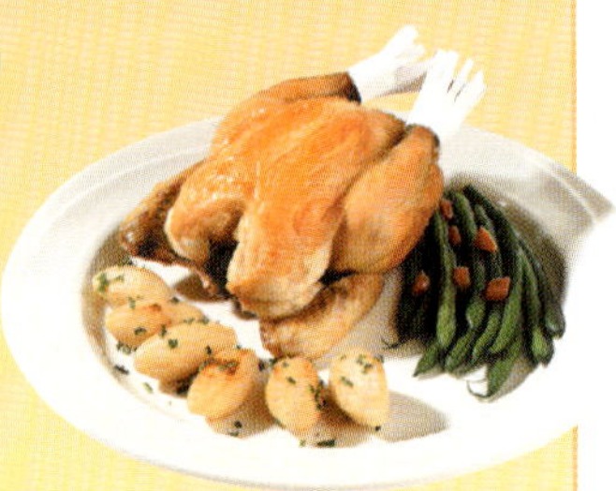

Diese genannten Säurebildner beinhalten die für Rheuma verantwortliche Arachidonsäure.

Weitere Säurebildner:

- manche Fische
- Eier
- Hülsenfrüchte
- Süßigkeiten
- Zucker
- Schokolade
- alkoholische Getränke (am meisten Sekt)
- Mayonnaise, Ketchup, Senf
- Erdnüsse
- Pommes frites
- Kaffee, Tee

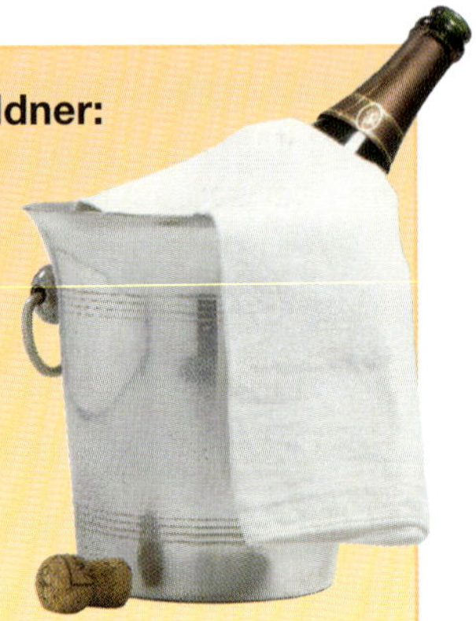

Saure Nahrungsmittel

Die Gruppe enthält von sich aus saure Nahrungsmittel. Die Auswirkungen dieser »Säuren« werden meist schon im Magen gespürt.

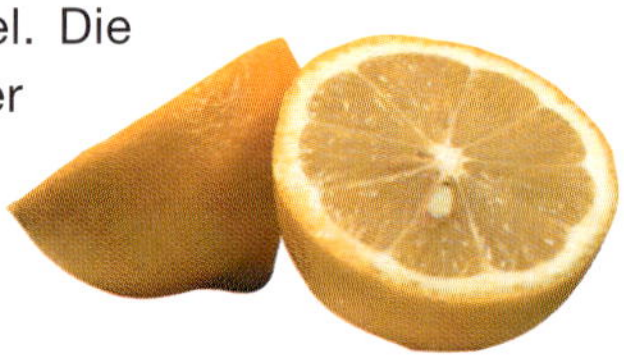

Ob sie im weiteren Verlauf des Stoffwechsels sauer oder basisch wirken, ist von verschiedenen Faktoren abhängig.

Häufig macht es auch die Kombination aus. Jeder kennt die Kombinationseffekte von saurer Milch mit frischen Kirschen und ein wenig Sauerkraut am Abend vor dem Schlafengehen!

Aber auch der Zeitpunkt der Aufnahme entscheidet über den weiteren Verlauf der »Karriere« der sauren Nahrungsmittel.

Saure Nahrungsmittel

- saure Milch
- Frischkäse
- unreife Früchte
- Beeren
- Zitrusfrüchte
- Kernobst
- Steinobst
- Essig
- Fruchtsäfte
- und alles, was sauer schmeckt

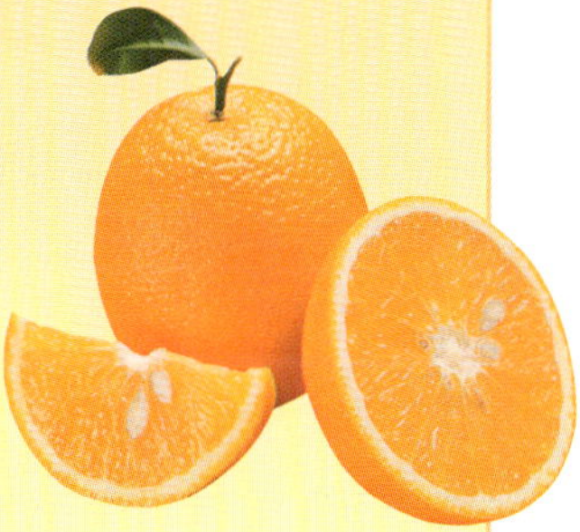

Basische und basenbildende Nahrungsmittel

Beide Gruppen werden gleichzeitig beschrieben, da es keinen großen Unterschied macht, ob ein Nahrungsmittel basisch oder basenbildend ist.

Die Wirksamkeit von basenbildenden Nahrungsmitteln hat in der Praxis vor allem die Bedeutung, dass weniger Säurebildner zugeführt werden. Nur über basisches Essen und Trinken wird sich eine Entsäuerung nicht durchführen lassen, da dies schon quantitativ nicht möglich ist. Ohne die Zufuhr gezielter Basenmischungen wird im Laufe der Jahre sicherlich Säure oder deren Salze im Organismus angehäuft. Es macht auch keinen Sinn, sich rein basisch zu ernähren, da dies nach unserer Erfahrung nur von Asketen dauerhaft durchgehalten wird. Eine Übersäuerung kann auch mittels Basenpulver ausgeglichen werden. Warum soll also auf alle bisher genannten Nahrungsmittel verzichtet werden?

Basische und basenbildende Nahrungsmittel

- Kartoffeln und deren Saft
- basische Milchprodukte
- Blattsalate ohne Dressing
- Spinat
- Sellerie
- Wurzeln
- die meisten Gemüsesorten (naturbelassen)
- manche vollreife Obstsorten
- Bananen
- Melonen

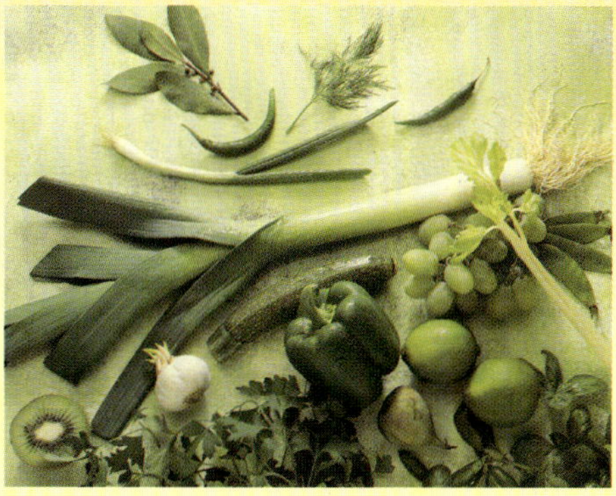

In weiterer Folge wird auf das Niederschreiben von basischen Rezepten und Nahrungsmittelkombinationen verzichtet, um nicht zum Kochbuch zu werden. Die Bedeutung einer vernünftigen und gesunden Ernährung für unsere Gesundheit soll noch einmal betont werden, gerade den Säure-Basen-Haushalt betreffend.

Suchtmittel

Hier sollen nochmals die in unserer Gesellschaft gängigsten Suchtmittel besprochen werden:

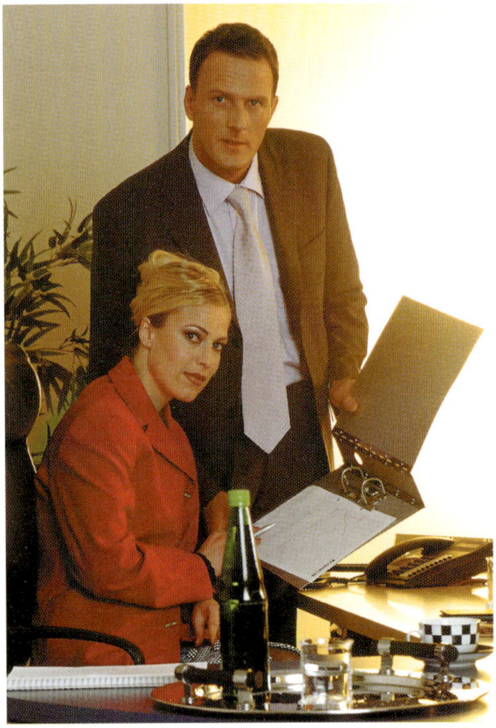

Wer auf Kaffee nicht verzichten will, sollte dazu genug Wasser trinken.

Kaffee

Dieser ist nicht nur stark übersäuernd durch seine Röststoffe, die sehr häufig zu zu viel Magensäure und in weiterer Folge zu Gastritis und Magengeschwüren führen. Auch Sodbrennen wird oft durch zu viel Kaffee ausgelöst. Koffein erhöht auch die Durchblutung des Nierenmarkes und wirkt dadurch wassertreibend. Der Organismus verliert Wasser und einer Übersäuerung wird zusätzlich der Weg bereitet.

Wer auf Kaffee trotzdem nicht verzichten will, sollte dazu genug Wasser trinken. Nicht umsonst wird das Glas Wasser zum kleinen Kaffee serviert. Es sollte, wenn möglich, etwas mehr als ein 1/8 Liter sein. Den Röststoffen »entkommt« man durch die Verwendung gefriergetrockneten löslichen Kaffees.

Nikotin

Die Zigarette wird in ihrer Ansäuerung unterschätzt. Nicht nur die Aggressivität der Kohlenwasserstoffe stört unsere Gesundheit.

Schon der saure Geschmack im Mund zeigt, wohin ein Übergenuss von rauchbaren Tabakwaren führt: Übersäuerung auf allen Ebenen. Nikotin fördert auch die Gastrinbildung. Gastrin ist ein Hormon, das die Magensäuresekretion anregt.

Deshalb erkranken Raucher viel häufiger an Magengeschwüren als Nichtraucher.

An der Niere wirkt Nikotin ähnlich wie Koffein. Es entzieht dem Körper Flüssigkeit. Außerdem ruft Nikotin eine Ausschüttung von Katecholaminen wie z. B. Adrenalin hervor. Dieses Stresshormon kann auf die Dauer nicht wieder gut zu machende Störungen hervorrufen.

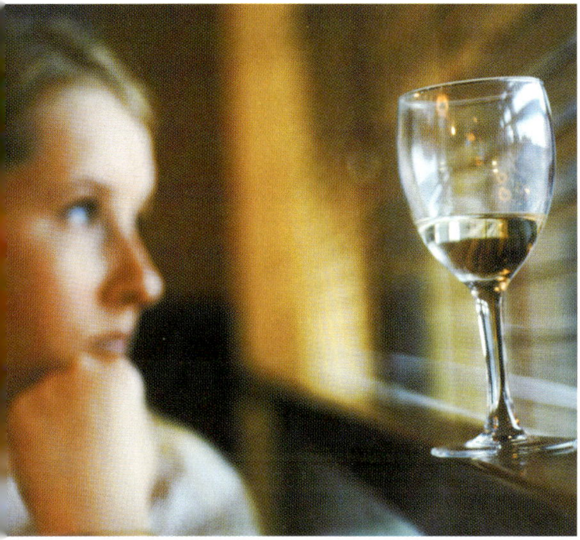

Alkohol

Die Gefährlichkeit von Alkohol muss betont werden. Der Sprung vom Suchtmittel zum Suchtgift ist ein sehr kleiner und kaum vorhersehbar: Der Alkohol ist ein falscher Freund, aber manchmal der einzige und immer da. Leider ist er oft der letzte. Diese Problematik hier zu behandeln, sprengt den Rahmen.

Alkoholische Getränke werden zu den starken Säurebildnern gezählt. Weniger durch die vermehrte Produktion von Magensäure, wie früher häufig angenommen wurde, sondern durch die Verstoffwechselung des Alkohols auch in der Leber. Wie leicht durch eine durchzechte Nacht ein Kater produziert wird, lässt sich nachvollziehen.

Die Symptome des Katers entsprechen einem mittelschweren Übersäuerungszustand. In Kombination tritt eine Entwässerung auf, deshalb das starke Durstgefühl beim Kater.

Auf Nikotin sollte man unbedingt verzichten. Alkohol und Koffein mäßig konsumiert, lässt sich mit der gezielten Zufuhr basischer Ergänzungen und mit genügend Wasser kompensieren.

Flüssigkeitsmangel

Die Erfahrung zeigt, dass ein hoher Prozentsatz übersäuerter Patienten einfach zu wenig Wasser trinkt. Dieses Wasser fehlt im Organismus. Es erfüllt bei der Neutralisation und Säureausscheidung eine wichtige Rolle und ist unerlässlich für die Kochsalzausschwemmung.

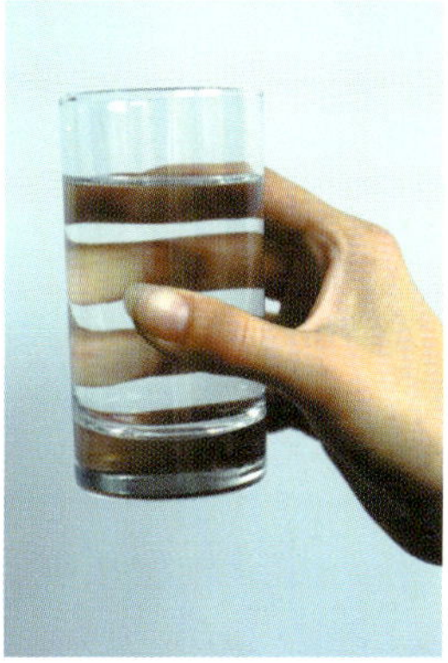

Die Qualität des Trinkwassers ist ein Einflussfaktor, der mitentscheidend ist für unser Durstgefühl. Das natürliche Verlangen nach einfachem Wasser, also reiner Durst, ist uns in den letzten Jahrzehnten abhanden gekommen – durch die Geschmackskonzentrierung der meisten Getränke einerseits, durch die Lebensgewohnheiten andererseits.

Ein Liter Trinkwasser morgens sollte zur Regel werden. Allerdings arbeitet dann auch die Niere und scheidet aus. Folge davon ist häufiges Urinieren und das hat man uns schon in der Schule abgewöhnt. In einer mittelgroßen Stadt innerhalb von vier Stunden dreimal ein WC zu suchen, ist ein Großauftrag für James Bond.

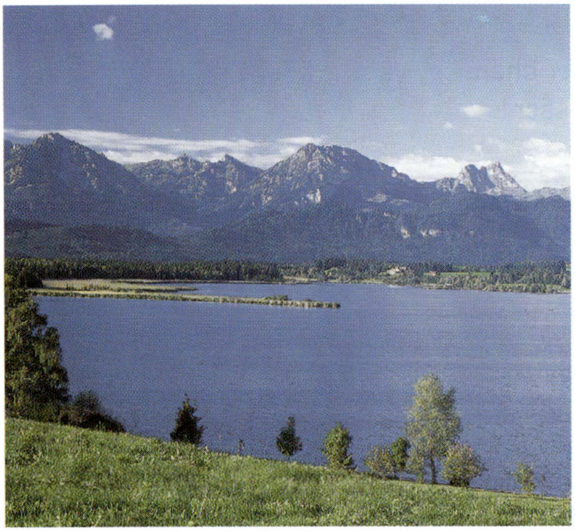

90 % des Leitungswassers in Deutschland sind Oberflächenwasser. Also Wasser aus Seen oder Flüssen, das aufbereitet und trinkbar gemacht wurde. Dass die Qualität natürlich darunter leidet, versteht sich von selbst.

Trinken muss man lernen. Die Flüssigkeitszufuhr ist immens wichtig, wenn man der Übersäuerung den Kampf ansagen will. Ein natürliches Durstgefühl stellt sich erst nach einigen Tagen ein.

Stress

Sowohl körperlicher als auch psychischer Stress führen unweigerlich in eine gewaltige Übersäuerungsproblematik. Die hormonellen und biologisch gesteuerten Stoffwechselvorgänge belasten den Organismus durch säurefördernde Reaktionen:

- Adrenalin,
- Noradrenalin,
- Cortisol usw.

Vor allem lassen uns die »Stressgewohnheiten« gewaltig übersäuern. Dazu führen wir uns den stresskranken Manager vor Augen:

- wenig Schlaf,
- viel Kaffee,
- permanente Belastung,
- Zigaretten,
- falsche Ernährung,
- hastiges Essen,
- keine Flüssigkeitszufuhr,
- wenn Sport, dann hastig und falsch,
- am Wochenende Alkoholexzesse,
- kein innerer Friede.

Wo ein solches Leben hinführt, wissen wir: Der erste Herzinfarkt kommt schon vor dem 50. Lebensjahr. Alle anderen Krankheiten sind

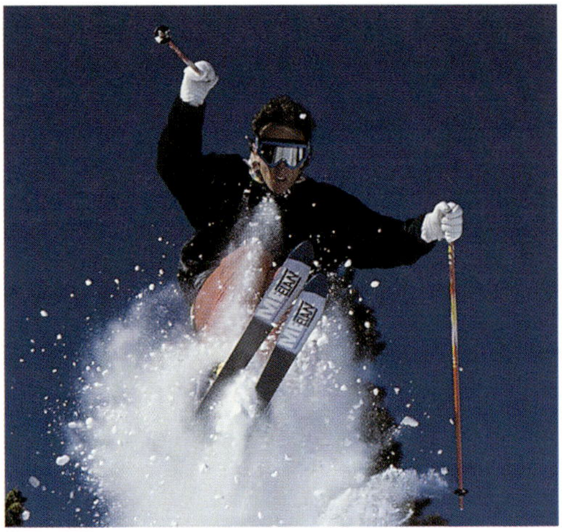

Auch Extremsport verursacht Stress und führt zur Übersäuerung.

entweder schon da oder lassen nicht lange auf sich warten. Gott sei Dank haben die Manager des 21. Jahrhunderts schon umgeschaltet und leben meist sehr bewusst.

Was helfen verdiente Millionen, wenn man mit 50 bereits auf einen Rehabilitationsaufenthalt wartet! Dies kann verhindert werden. Für einen Neubeginn ist es nie zu spät!

Nebenwirkungen

Der Rheumatiker bekommt zur Symptombekämpfung ein antirheumatisches Medikament. Die pharmakologischen Namen dieser Präparate lauten »Nicht steroidale Antirheumatika« oder NSAR. Diese heißen z. B. Mefenaminsäure, Dicofenacsäure und so weiter. Sie sind also Säuren im weiteren Sinn. Kurzfristig haben diese Arzneien sicherlich ihre Berechtigung. Der Arzt, der NSAR verschreibt oder injiziert, fragt vorher, ob Magenschmerzen vorliegen. Denn eine der häufigsten Nebenwirkungen sind Gastritis und Magengeschwüre bis zur lebensbedrohenden Magenblutung. Schon prophylaktisch wird zu den Säurepräparaten ein weiteres Arzneimittel verabreicht, das die Magenschleimhaut schützt. Dieses fördert wieder die Übersäuerung des Gesamtorganismus.

Das Gesundheitswesen würde sich Milliarden ersparen, wenn die Übersäuerung als erster Behandlungsansatz bei Kreuz- und Gelenkschmerzen herangezogen würde.

Das Gleiche trifft auf eines der erfolgreichsten und am häufigsten eingenommenen Arzneimittel zu, das Aspirin. Der pharmakologische Name lautet Acetylsalicylsäure.

Auch diese Säure arbeitet im Bereich der Prostaglandinsynthetase und greift in den Säure-Basen-Haushalt ein. Dabei liegt bei Infektionskrankheiten wie Grippe oder Bronchitis häufig eine manifeste Übersäuerung vor. Genug Flüssigkeitszufuhr alleine kann die Grippesymptome schon deutlich bessern. Die Einnahme von Basenpulver bringt zusätzliche Erleichterung.

Auf alle Arzneimittelgruppen kann und soll hier gar nicht eingegangen werden, aus den zu erwartenden Nebenwirkungen kann der Laie auch aus dem Beipackzettel lesen, ob ein Medikament übersäuernd ist oder nicht. Im Zweifelsfall kann man den Arzt oder Apotheker fragen.

Körperliche Betätigung

Mangel an Bewegung

Der Mangel an Bewegung wirkt sich gravierend auf den Säure-Basen-Haushalt aus. Am stärksten konnten wir dies in Südafrika

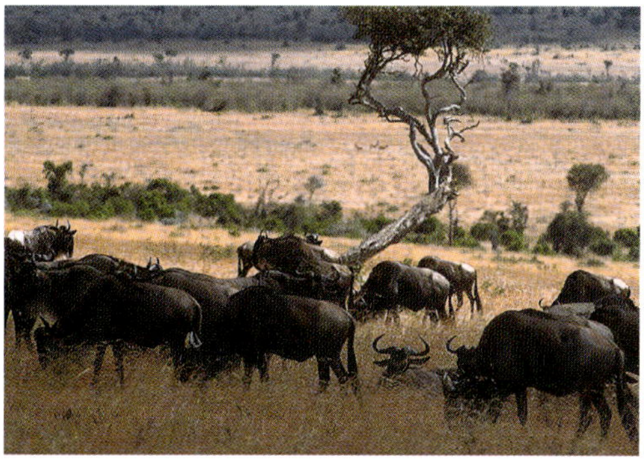

In Südafrika bewegen sich nur Tierherden zu Fuß…

beobachten, wo das Basenpulver große Erfolge feiert. Dort ist es nicht üblich, sich zu Fuß fortzubewegen, jeder Meter wird mit dem Auto gefahren – aus verständlichen Gründen. Leichte Bewegung fördert den Stoffwechsel, Fettsäuren und auch andere Säuren werden verbrannt. Dieser Entsäuerungsmechanismus, nämlich durch Verbrennen im Muskel, wird oft vernachlässigt. Auch der Stoffwechsel in der Leber kann Säure gut entsorgen, wenn er erst einmal in Gang gekommen ist.

Bewegungsmangel ruft naturgemäß auch ein leichteres Zunehmen an Gewicht hervor. Übergewicht fördert wiederum die Übersäuerung und der Kreislauf beginnt wieder von neuem.

Zu viel Bewegung

Körperliche Beanspruchung in zu hoher Intensität oder zu hohem Umfang produziert einen Überschuss an Milchsäure und anderen Säuren. Die Milchsäurewiderstandskraft ist von Mensch zu Mensch unterschiedlich. Aus der Sicht des Sportarztes sollte die Bildung von Laktat (Salz der Milchsäure) verhindert werden.

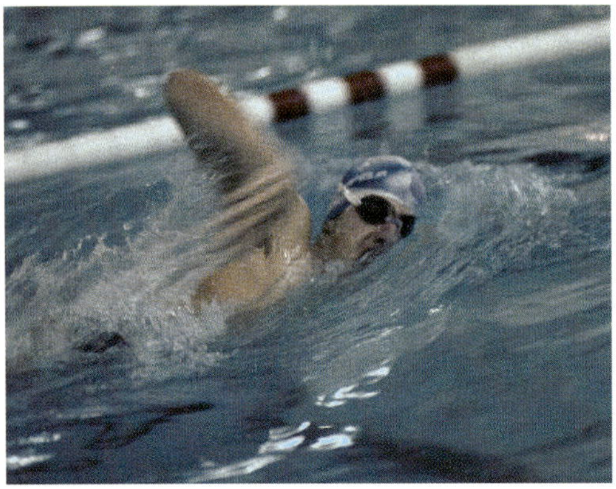

Nach unserer Erfahrung sind davon am stärksten die Mittelklasse- und Hobbyathleten betroffen, denen die Erkenntnisse der modernen Laktatforschung nicht geläufig sind. Solche Athleten sind in ihrer Gesundheit sehr stark gefährdet. Die kurzfristigen Folgen sind Leistungseinbruch und Übertraining, langfristig treten ernsthafte Gesundheitsschäden auf.

Regelmäßiger Sport benötigt unbedingt eine Kompensation der Übersäuerung durch gezielte Zufuhr basischer Ergänzungen. Es wird in letzter Zeit ein speziell für die Bedürfnisse der Sportler entwickeltes Basenpulver in Apotheken angeboten. Dieses steigert die Laktattoleranz der Muskelzellen und erhöht dabei die Leistungsfähigkeit des Muskels.

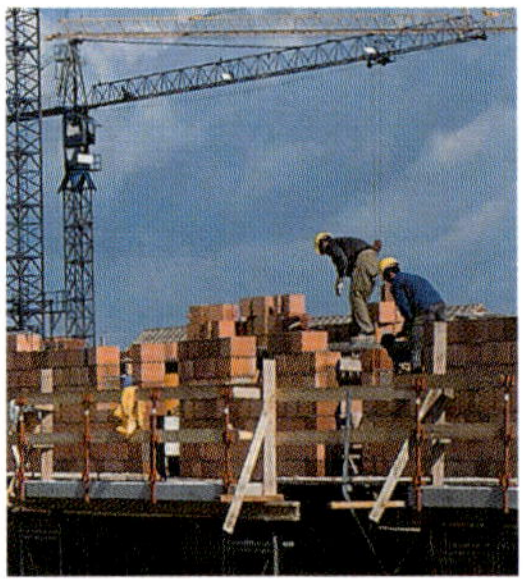

Nicht nur übermäßiger Sport zählt zu den Säurefabrikanten, auch zu starke körperliche Beanspruchung bei der Arbeit zählt dazu. 30 Jahre Bauarbeiter – und die Gelenke sind durch die permanente Säurebelastung chronisch geschädigt.

Die angeführten Ursachen erheben natürlich keinen Anspruch auf Vollständigkeit. Übersäuerung kann auf unterschiedlichste Arten entstehen und ist eine permanent lauernde Gefahr: beim Essen, beim Trinken, beim Arbeiten, beim Sport, beim Altwerden, beim Fasten.

Das Wissen um die Zusammenhänge lässt uns wach sein und schützt uns vor den Gefahren der latenten Säurekrankheit.

Folgen der Übersäuerung

Die meisten Organsysteme werden durch Säure geschwächt, angegriffen oder geschädigt. Die Auswirkungen einer generellen Übersäuerung sind von Patient zu Patient verschieden. Es kann ein Symptom vorliegen, gleichzeitig aber auch mehrere. An welchem Leiden die Säure ihre Angriffsfläche findet, hängt ganz von den Gewohnheiten und Eigenschaften der Person ab.

Grundsätzlich ist bei fast jeder Erkrankung eine Übersäuerung entweder Ursache oder Auswirkung und Symptom. Unterschätzen sollte man sie auf keinen Fall.

Die Erkenntnisse der modernen Medizin finden auch hier Eingang in unser Bewusstsein. Leiden können kurzfristig gelindert werden, geheilt werden können sie aber nur, wenn die Ursache bekämpft wird.

Eine Entsäuerung bringt auf jeden Fall eine Verbesserung der Prognose auch in Kombination mit jeder anderen Therapie.

Magen-Darm-Trakt

Schon Paracelsus wusste, dass die Ursache allen Übels im Darm sitzt. Tatsächlich nehmen viele gesundheitliche Probleme ihren Ausgang im Darm und in der Verdauung.

Unzählige Gifte werden bei schlechter Verdauung produziert und überfluten unseren Organismus.

Die am häufigsten vorliegende Säure-Erkrankung betrifft die Speiseröhre und den Magen.

Sodbrennen (wird in Afrika als Herzbrennen bezeichnet) entsteht durch Säureeinwirkung in den unteren Abschnitten der Speiseröhre. Die Schleimhaut wird durch Magensaft verdaut und es kommt zu Geschwüren. Das Gleiche geschieht an der Magenschleimhaut, wenn diese nicht genügend vor zu viel Säure geschützt wird. Antirheumatika hemmen den Schutz der Magenschleimhaut und erleichtern den Angriff des Magensaftes auf die Zellen der Mageninnenwand. Folgen sind Gastritis (Magenentzündung), Ösophagitis (Speiseröhrenentzündung), Ulcus ventriculi (Magengeschwür), Ulcus duodeni (Zwölffingerdarmgeschwür).

Die Bauchspeicheldrüse spielt für unsere Verdauung eine große Rolle. Produziert sie zu wenig Basen, wird die Salzsäure des Magens nicht genügend neutralisiert und es entstehen Verdauungsprobleme. Die Bauchspeicheldrüse wird durch falsche Ernährung überfordert und gibt ihren Geist nach jahrelang vergeblicher Bemühung auf oder ist in ihrer Funktion eingeschränkt. Wenn diese nicht gut genug funktioniert, kommt es nicht nur zu Diabetes, sondern auch zu Verstopfung, Völlegefühl und Blähungen.

Große Bedeutung wird auch den Darmpilzerkrankungen beigemessen. Darmpilze rufen viele Befindlichkeitsstörungen hervor.

In saurem Darmmilieu fühlen sie sich am wohlsten. Daher »achten« die Pilze darauf, dass der Darm übersäuert ist. Eine Behandlung des Darmpilzes ohne eine Entsäuerung kann nicht zum Erfolg führen.

Die Leber wird in der vorhandenen Literatur selten mit Übersäuerung in Zusammenhang gebracht. Als zentrales Stoffwechsel- und Entgiftungsorgan beseitigt sie sehr viele Säuren. So sieht man beim hepatischen Koma (Leberversagen) eine starke Verschiebung des Gleichgewichtes in Richtung Säure. Die Leber wird durch viele Umwelt- und Nahrungsgifte ohnehin stark beansprucht. So kann die Regeneration der Leber durch Einsparen von Säurebildnern und Zufuhr basischer Substanzen erleichtert werden.

Ist die Leber durch übermäßigen Alkoholgenuss geschädigt, soll der Alkohol reduziert und die Leber in ihrer Entgiftung unterstützt werden. Am besten funktioniert der Abbau unerwünschter Stoffwechselgifte im basischen Milieu. Daher wird Basenpulver gerne als »Katermittel« eingesetzt, da es unmittelbar die durch zu viel Alkohol verursachte Übersäuerung bekämpft und die Leber regeneriert.

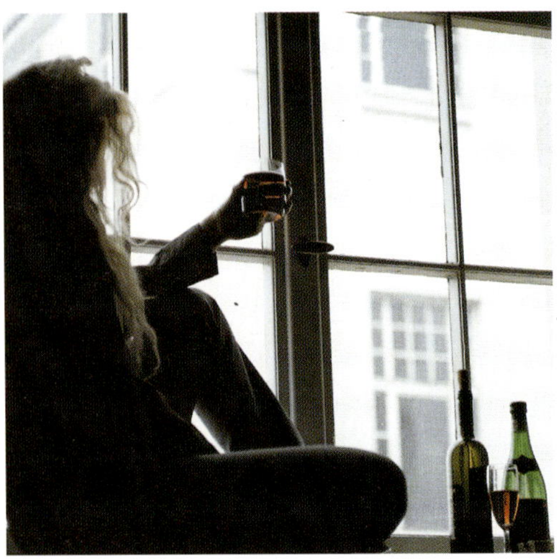

Die Leber beseitigt viele Säuren und ihre Regeneration wird durch Basenpulver unterstützt.

Gerade bei den unterschiedlichen Funktionsstörungen des gesamten Verdauungstraktes sind die gesunde Ernährung sowie die Flüssigkeits- und Basenzufuhr von großer Bedeutung.

Muskel – Gelenke – Wirbelsäule

Zu einem hohen Prozentsatz sind Erkrankungen der Wirbelsäule, der Gelenke und der Muskulatur von einem mehr oder weniger starken Übersäuerungszustand begleitet. So lange dieser nicht beseitigt ist, kommen die Leiden immer wieder. Daher haben Rheuma-Patienten eine jahrelange Leidensgeschichte.

Das schmerzhafteste Beispiel ist der akute Gichtanfall. Harnsäure setzt sich in einem Gelenk als Harnsäurekristall ab und ruft eine heftige Entzündung hervor.

Die Harnsäure verbrennt im heftigen Feuer der Entzündung. Bei Gelenk- und Weichteilrheuma brennt dieses Feuer nicht so heftig aber manchmal jahrelang.

Letztlich zeigt sich bei vielen unterschiedlichen Wirbelsäulenerkrankungen vom Hals bis zum Gesäß, dass die meisten Therapieformen auf Dauer nicht wirklich helfen, wenn nicht die Übersäuerung behoben wird.

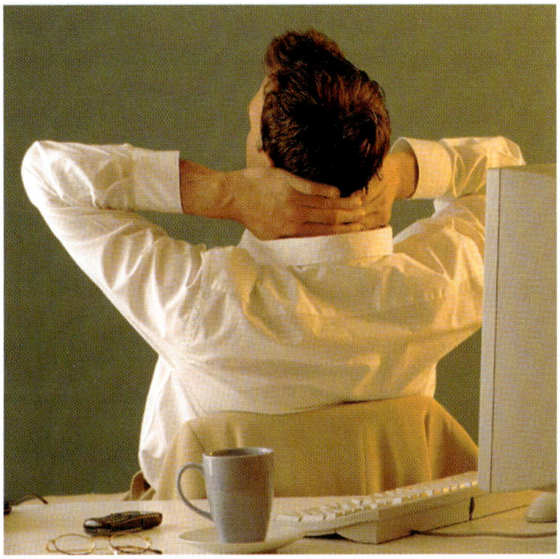

Im Nacken ertastet der erfahrene Arzt Ablagerungen und Salze der Säuren.

In der Muskulatur des oberen Rückens und des Nackens lassen sich die Ablagerungen und Salze der Säuren ertasten. Über dem Kreuzbein spürt man sie als Knöpfe und Knoten. Nach Diätfehlern spüren viele die »Strafe« dafür im Kreuz oder in den Gelenken. Die Kombination Übergewicht, Übersäuerung und Gelenkprobleme ist für den Körper sehr belastend.

Auf unterschiedliche Arten kann der Organismus so heftig durch überschüssige Säuren geschädigt werden, dass diese jahrelanges Leiden und sogar Gelenkzerstörungen verursachen. Die Entsäuerung muss langfristig erfolgen, da oft riesige Depots im Körper sitzen und der Abbau und die Ausscheidung lange dauern.

Eine zentrale Rolle beim Rheuma spielt die Arachidonsäure, die in manchen Speisen sehr konzentriert auftritt und Entzündungen auslöst.

Die Erfolge der Entsäuerung bei Gelenk- und Wirbelsäulenproblemen sind oft erstaunlich. Der Medikamentenverbrauch sinkt. Die Lebensqualität kehrt wieder.

Osteoporose ist eine typische Übersäuerungserkrankung. Die chronische Überbelastung mit anflutenden Säuren geht zu Lasten der basisch wirkenden Mineralstoffe und reduziert diese erheblich. Als Folge kommt es zur Entmineralisierung, wobei das Knochengewebe am meisten betroffen ist.

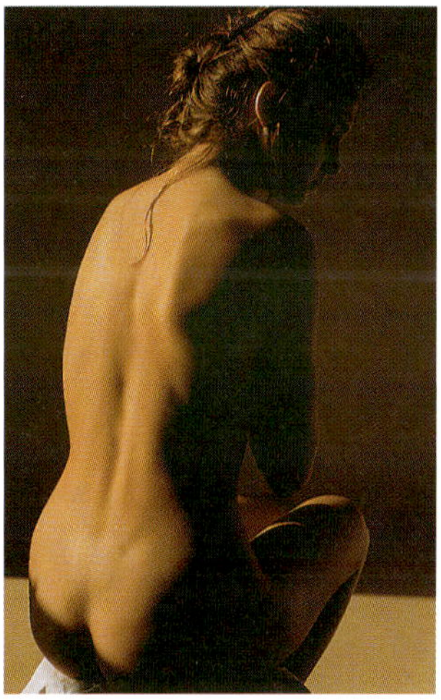

Eine negative Kalziumbilanz (der Entzug von Kalzium aus den Knochen) ist Folge dieser Übersäuerung. Osteoporose entsteht und die Knochendichte sinkt. Die Zufuhr basischer Stoffe ist aus prophylaktischen Gründen vor allem Frauen zu empfehlen.

Haut – Haare – Zähne

Ähnliche Gründe wie bei der Osteoporose liegen bei der Entmineralisierung der Haare, der Nägel und der Zähne vor.

Bei Haarausfall und brüchigen Nägeln wird meist ein erhöhter Zinkverbrauch festgestellt. Brüchiges und frühzeitig ergrautes Haar lässt auf eine erhöhte Säurebelastung schließen.

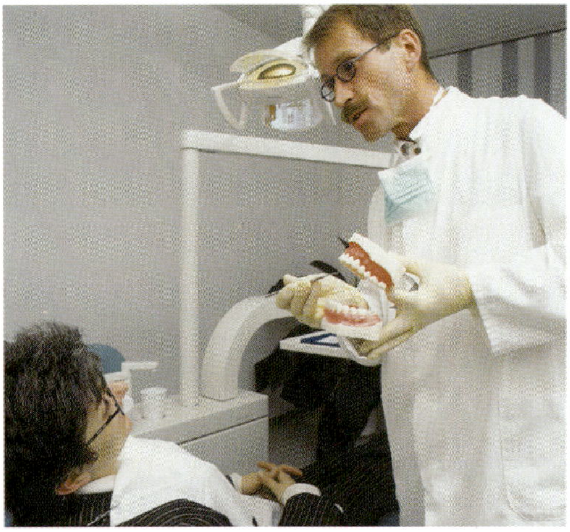

Parodontose? Entsäuern!

Zahnärzte berichten von guten Erfolgen der Entsäuerungstherapie bei verschiedenen Formen der Parodontose (Zahnfleischschwund), aber auch bei offenen Stellen in der Mundschleimhaut. Die Zunge ist für den erfahrenen Diagnostiker eine gute Möglichkeit den Säure-Basen-Status zu erheben. Der Geschmack, der sich im Mund bildet, verrät viel über den Stoffwechselzustand. Fahler trockener Zustand des Mundes ist ein Alarmzeichen.

Patienten, die an Psoriasis (Schuppenflechte) leiden, kennen genau den Zusammenhang von falscher, säurebildender Ernährung und dem Zustand ihrer Haut. Alkohol verstärkt die übermäßige Schuppenbildung immens. Die im Überfluss produzierten Säuren lagern sich in und um die Hautzellen ab und rufen dort eine Entzündung hervor, die als verhornende Schuppenbildung die Psoriasis verursacht.

Ähnlich gelagert ist die Hautreizung bei der Neurodermitis. Allerdings ist die Ursache eine etwas differenzierte. Allergische Komponenten und auch Nahrungsmittelunverträglichkeiten sind Mitauslöser der Entzündungen. Die Betroffenen haben häufig schon abenteuerliche Diäten und Behandlungen hinter sich. Eltern berichteten von deutlicher Besserung der Hautveränderungen nach Entsäuerungen und bei Beachten der Ernährungsgrundsätze. Die wissenschaftliche Erklärung, die derzeit noch nicht ganz abgeschlossen ist, deutet an, dass manche Säuren, die der an Neurodermitis erkrankte Patient vermehrt produziert, nicht über die Niere ausgeschieden werden können. Sie versuchen den Weg über die Haut. Dort gelangen sie in die Hautzellen und verursachen die unerwünschten Entzündungen. Wichtig ist auch eine genügende Flüssigkeitszufuhr.

Aber auch unreine, zu trockene oder fettige Haut lässt auf Probleme im Stoffwechsel schließen. Cellulitis ist ein Problem, das mit

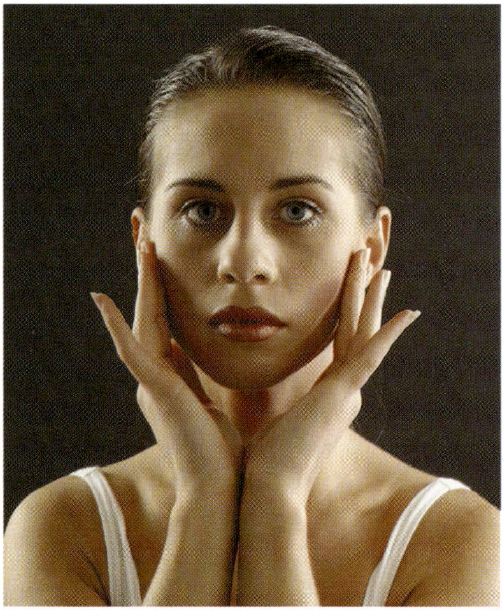

Wer hat nicht gerne eine schöne Haut?

dem Fettsäurestoffwechsel in Zusammenhang steht. Als erste Maßnahme soll auf jeden Fall der Organismus entsäuert werden und einer Regeneration des Unterhautbindegewebes steht nichts mehr im Weg.

Akne bei Jugendlichen und Erwachsenen wurde früher auf zu viel Schokolade, Süßigkeiten oder andere Diätfehler zurückgeführt. Heute wissen wir, dass die Ursache in einer Übersäuerung liegt. Ein zusätzlicher Faktor bei Hautproblemen wie Akne liegt in einer Verunreinigung des Darms nicht selten verbunden mit einer vorliegenden krankhaften Pilzbesiedelung.

Die Haut ist ständig mit der Umwelt in Kontakt. Das macht sie empfindlich gegen Säureattacken. Eine gesunde Lebensweise ist für dieses Organ, das unser Spiegel der Gesundheit nach außen ist, unermesslich wichtig. Wer hat nicht gerne eine schöne Haut?

Stoffwechselsystem

Das Thema der Stoffwechselerkrankungen kann nur gestreift werden, da die Zusammenhänge hochkomplex sind. Einige Ansatzpunkte der Entsäuerungstherapie sollen dennoch erklärt werden.

Gicht: Bei der Gicht liegt eine Erhöhung der Harnsäure vor. Diese kann im Körper auf unterschiedliche Art in zu großer Menge entstehen. Meist führt zu viel Harnsäure zur Bildung von Harnsäurekristallen, die in Gelenken abgelagert werden. Dort rufen diese Kristalle heftigste Entzündungen hervor, die mit massiven Schmerzen verbunden sind. Der Schmerz ist so heftig, dass die Betroffenen die Bettdecke auf ihren Zehen nicht mehr aushalten. Die Gicht kann jedes Gelenk befallen.

Bei jahrelanger Harnsäurebelastung kommen aber noch schwerwiegendere Erkrankungen hinzu. Dazu gehören in erster Linie Gelenkzerstörungen, Nierensteine und Nierenschädigung. In Europa sind diese nur mehr selten in voller Ausprägung zu sehen.

Zuckerkrankheit: Der Altersdiabetes ist die Folge einer Erschöpfung der Bauchspeicheldrüse. Sie kann kein Insulin mehr produzieren bzw. das Insulin kann nicht richtig verwertet werden und es kommt zu einem Anstieg des Blutzuckerspiegels.

Dieser erhöhte Zuckerspiegel wiederum ist der Wegbereiter für viele weitere gesundheitliche Probleme, die durch Übersäuerung noch gefördert werden.

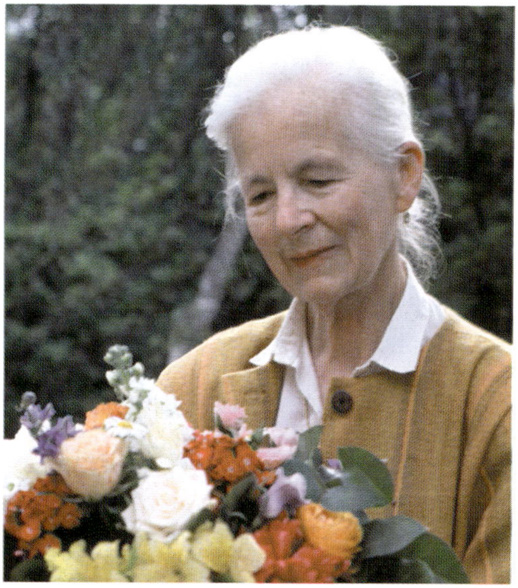

Folgen der Altersdiabetes können durch konsequentes Entsäuern abgeschwächt werden.

Die so genannten Diabetesspätfolgen können durch bewusste Bekämpfung der Übersäuerung abgeschwächt oder überhaupt verhindert werden.

Als zusätzlicher Faktor bei Altersdiabetes kommt noch hinzu, dass Säureabbau- und Ausscheidungssysteme nicht mehr in vollem Umfang leistungsfähig sind und die Belastung mit jedem Lebensjahr steigt.

Übergewicht: Übergewicht ist auch eine Stoffwechselstörung. Dass der Säure-Basen-Haushalt daran beteiligt ist, soll nicht unerwähnt bleiben. Wenn wir mit dem Auge oder dem Geruchssinn Nahrung wahrnehmen, meldet das Gehirn an alle Organe, dass es bald Essen gibt. Mundspeicheldrüsen, Magen, Bauchspeicheldrüse und Leber bereiten sich auf die Verdauung vor. Der Magen produziert über seine Belegzellen Salzsäure. Diese Produktion wird an das Gehirn gemeldet und ruft dort ein starkes Hungergefühl hervor, das bis zum unbeherrschbaren Heißhunger geht. Dies ist auch ein Schutzmechanismus für die Magenschleimhaut, um nicht durch die eigene Magensäure geschädigt zu werden.

Die Bauchspeicheldrüse wird angeregt, Basenstoffe zu produzieren, um die überschüssige Magensäure zu neutralisieren und so die Verdauungsvorgänge im Dünndarm einzuleiten. Auch dieser Stoffwechselvorgang ruft ein starkes Hungergefühl hervor, das manchmal völlig unbeherrschbar werden kann.

Ein einfaches Beispiel lässt sich mit einer Tafel Schokolade bringen: 80 % aller Schokoladenesser nehmen sich vor, nur ein Stück zu essen und wollen dann aufhören. Durch dieses eine erste Stück treten die oben genannten Stoffwechselvorgänge in Aktion. Der Hunger entgleitet der Kontrolle. Nach wenigen Minuten ist die ganze Tafel Schokolade verspeist. Derselbe Mechanismus arbeitet bei Mehlspeisen, Chips, Salznüssen, Knabbergebäck und bei vielen anderen Naschereien.

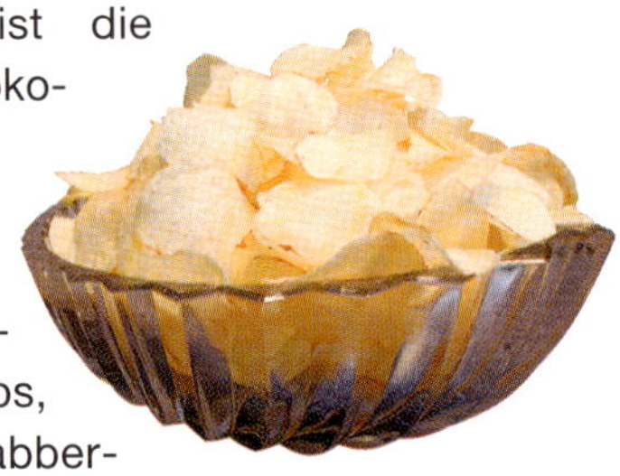

Durch eine Entsäuerung und eine Verbesserung der Puffersysteme des Organismus kann diesen Mechanismen entgegengearbeitet werden. Durch frühzeitige Neutralisierung der Säuren wird das Hungergefühl abgeschwächt oder kann ganz unterdrückt werden.

Beim Wunsch nach Gewichtsreduktion soll Basenpulver 15 bis 20 Minuten vor dem Essen eingenommen werden, am besten mit viel Flüssigkeit. Allein durch die Entschlackung und Entwässerung der Körpers gehen sofort einige Kilogramm Körpergewicht verloren. Anschließend geht es langsamer, da die Fettdepots abgebaut werden müssen. Eine Übersäuerung blockiert diesen Abbau vehement und ist damit Wegbereiter des Übergewichtes.

Die Fettverbrennung wird durch sportliche Aktivitäten gefördert. Natürlich sind die Grundregeln der Entsäuerungstherapie zu beachten.

Die dadurch erzielte Gewichtsreduktion hält besser und hat auch einen positiven Einfluss auf den Fettstoffwechsel. Sowohl Cholesterine als auch Triglyzeridwerte verbessern sich. Gesunde Lebensweise, verbunden mit einer gezielten Entsäuerung, hilft die Risikofaktoren zu reduzieren.

Gefäß- und Kreislaufsystem

Säure schädigt ähnlich wie die freien Radikale die Gefäßinnenwände und begünstigt die Entstehung von Erkrankungen, die für den menschlichen Organismus lebensbedrohend werden.

Der Erkrankung der Herzkranzgefäße geht eine jahrelange Übersäuerung voraus. Rauchen, zu wenig Flüssigkeitszufuhr, Stress, erhöhte Blutfette, zu viel Kaffee, Bluthochdruck, Alkoholmissbrauch tragen zur Übersäuerung bei und sind die Ursachen für den Herzinfarkt, der typischen »Managerkrankheit der Achzigerjahre«. Heute sind Arbeiter und Angestellte stärker betroffen, die modernen Wirtschaftskapitäne leben schon viel bewusster und vermeiden diese Faktoren, denn das letzte Hemd hat keine Taschen.

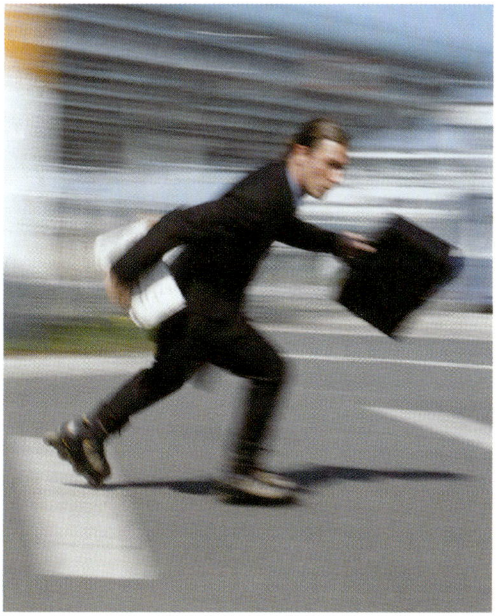

Rauchen, Stress, Bluthochdruck, Kaffee- und Alkoholmissbrauch fördern die Übersäuerung.

Bluthochdruck selbst wird nicht selten durch den viel zu hohen Konsum von Kochsalz ausgelöst. Daher ist es nötig, auf natriumfreies Basenpulver zurückzugreifen. Durch Salzausschwemmung allein kann ein erhöhter Blutdruck um einiges gesenkt werden.

Übersäuerung leistet durch diese Schädigung der Gefäßinnenwände auch einer vorzeitigen Verkalkung nicht nur der Gefäße selbst, sondern auch des Gehirns Vorschub.

Ein Schlaganfall ist der Höhepunkt der Säureattacken auf unsere Gehirngefäße. Die meisten Schlaganfälle ließen sich verhindern, wenn man sich an die Grundregeln der Entsäuerungstherapie hielte. Eine Vorstufe dieser so häufigen Erkrankung des Alters ist der Schwindel. Ursache ist eine leichtere Form einer Durchblutungsstörung im Gehirn.

Dieser zentrale Schwindel kann durch Entsäuerung oft gebessert werden.

Aber auch andere Formen der funktionellen Gefäßstörungen, wie verminderte Durchblutung der Extremitäten, Migräne, Venenschwäche, werden durch zu viel Säure verschlechtert.

Gesamtorganismus

Der Mensch soll in der Medizin ganzheitlich gesehen und behandelt werden. Oft wird vor lauter Detailkenntnis der Mensch als eigenständiges System aus dem Blickwinkel des Arztes gedrängt.

Bei einigen Erkrankungen des Gesamtsystems blicken wir auf Erfahrungsberichte von Anhängern der Entsäuerungstherapie zurück. Allein in Österreich konnten über 100.000 Menschen überzeugt werden, ihren Säuren den Kampf anzusagen. Eine alte medizinische Weisheit, die seit Jahrtausenden gültig ist, sagt: »Wer heilt, hat recht«!

Das Immunsystem steht unter besonderem Einfluss. Auf die Dauer wird die körpereigene Abwehr massiv durch eine Verschiebung der Stoffwechsellage ins Säuerliche geschwächt. Davon können vor allem Sportler berichten, die nach starken körperlichen Beanspruchungen immer wieder an Infektionserkrankungen leiden. Das Immunsystem wurde durch Milchsäure geschwächt und ist anfällig für einfache Keime, die diverse Erkrankungen verursachen.

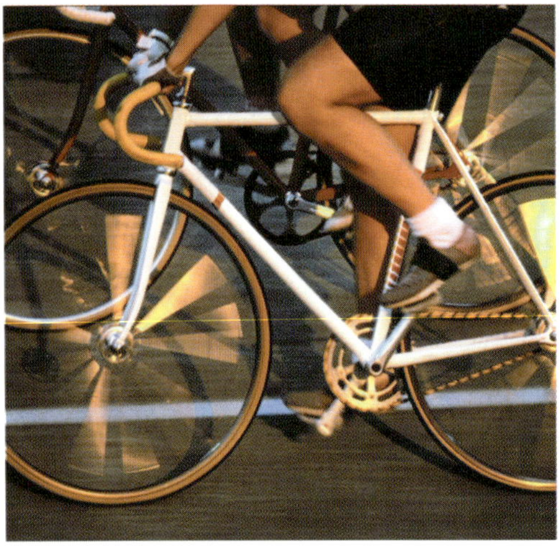

Das Immunsystem der Sportler ist durch Milchsäure geschwächt.

Immer wieder berichten auch Nichtsportler, dass sie unheimliche »Energieschübe« verspüren. Bei akuter Entsäuerung mit drei bis vier Teelöffeln Basenpulver täglich kann dieses Gefühl fast immer erlebt werden. Leistungsmangel, Nervenschwäche, Nervosität, Stresssymptomatik werden positiv beeinflusst.

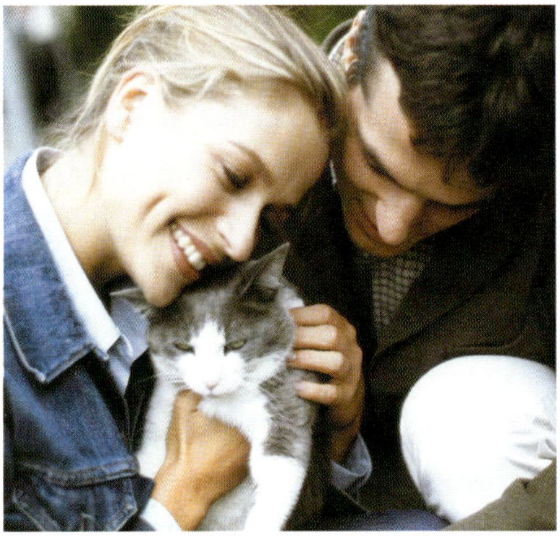

Die Lebensfreude kann durch eine Entsäuerungstherapie wieder erlangt werden.

Chronischen Schmerzzuständen sowie Depressionen mit Verlust der Lebensfreude kann mit der Entsäuerungstherapie begegnet werden. Als Ziel steht immer das Wohlbefinden im Vordergrund. Wohlfühlen allein ist schon die beste Vorbeugung gegen die meisten Erkrankungen. Für dieses Wohlfühlen muss man sich auch Zeit lassen.

Selbsthilfe bei Übersäuerung

Die Erfahrung zeigt, dass die Behebung der Ursache einer Erkrankung der wichtigste Schritt zur Heilung ist. Die meisten Therapien versagen, wenn nicht die Ursache einer Erkrankung bekämpft wird, sondern nur ihre Symptome. Der Schlüssel zum Erfolg liegt oft in der Neutralisation überschüssiger Säuren oder noch besser in der Verhinderung der Neuentstehung schädigender Säuren.

Nicht nur die Heilung von Erkrankungen ist unser Ziel. Die Vorbeugung, die Krankheiten erst gar nicht entstehen lässt, hat absolute Priorität. Wenn eine Übersäuerung vorliegt, ist die Zufuhr bestimmter und auch geprüfter Basenstoffe nötig. In der Prophylaxe ebenso. Eine Änderung des Lebensstils ist vielen Menschen dringend zu empfehlen.

Die Grundregeln für eine niedere Säurebelastung sollen eingehalten werden, so oft es geht:

- Umstellung der Ernährung,
- genügend Flüssigkeitszufuhr,
- Einschränkung von Suchtmitteln,
- richtige Bewegung,
- Stressreduktion,
- Wohlbefinden steigern,
- das Wissen um den Säure-Basen-Haushalt einsetzen.

Die richtige Ernährung

Viele Patienten wünschen sich einen einfachen Diätplan mit genauen Angaben, welche Lebensmittel basisch wirken und welche säuernd sind. Welche Obst- oder Gemüsesorten entsäuernd sind, wollen ebenfalls viele wissen. Basische Kochrezepte ist ein weiterer Wunsch vieler Patienten.

Viel Wissen an Ernährungsgrundregeln kann aus der F.-X.-Mayr-Kur entnommen werden. Es kommt nicht so sehr darauf an, was man isst, sondern wann und wie man isst. Die Nahrungsmittel selbst sind nicht genau zuzuordnen, allerdings wird gerne folgende Einteilung getroffen:

- sauer,
- säurebildend,
- basisch,
- basenbildend,
- basenraubend.

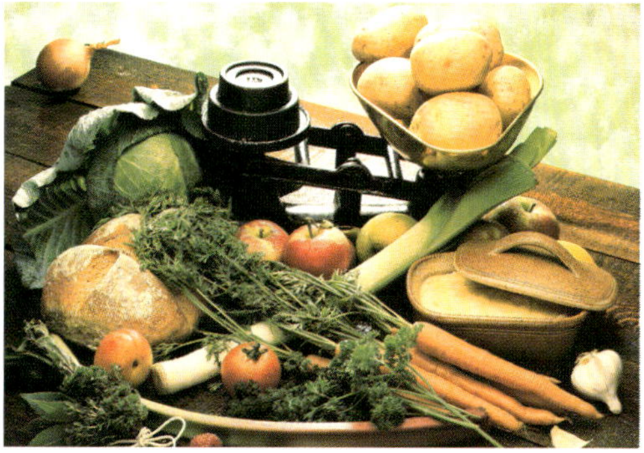

In welche Kategorie einzelne Nahrungsmittel gehören, ist von vielen Faktoren abhängig:

- Menge der zugeführten Speise,
- Art der Zubereitung,
- Zeitpunkt des Genusses,
- Art der Zutaten,
- Kauverhalten,
- Stoffwechsellage des Organismus,
- Verdauungssituation,
- Alter des Menschen,
- Konstitution,
- körperliche Belastung.

Daraus ist einfach abzuleiten, dass es die ideale Ernährungsform für alle Menschen nicht gibt, sondern dass für jedes Individuum zu bestimmten Zeiten bestimmte Nahrungsmittel gut sind.

Was?

In der Regel sollen säurebildende Lebensmittel reduziert werden. Fleisch- und Fettkonsum wird selten verboten, soll aber nicht zu häufig erfolgen.

Basenspender sind nur in riesigen Mengen als Nahrungsmittel wirksam. Empfehlenswert ist es, auf den inneren Instinkt zu hören und das zu essen, wovon man weiß, dass es gut vertragen und verdaut wird. Achten Sie auf die Nebenwirkungen bestimmter Speisen.

Die heutigen Kochgewohnheiten gehen in die Richtung der schnellen Zubereitung. Um 10 vor 12 wird mit dem Kochen begonnen und um 12 wird gegessen. Achten Sie auf natürliches und hochqualitatives Essen.

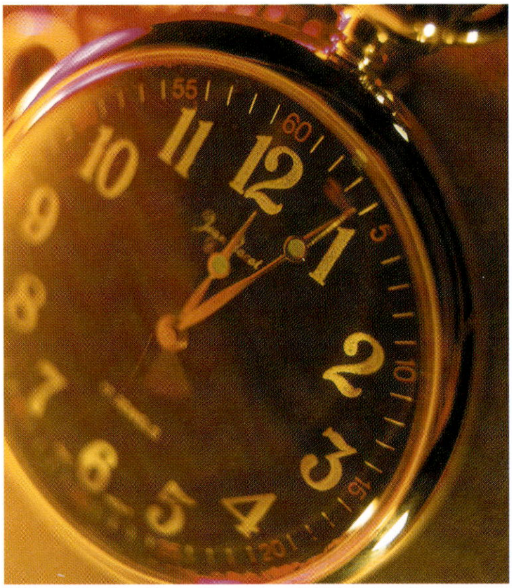

Um 10 vor 12 wird mit dem Kochen begonnen und um 12 wird gegessen.

Wann?

Der Zeitpunkt ist für die Verdauung und für den Stoffwechsel und damit für die Auswirkung auf den Organismus von immenser Bedeutung.

Frische Früchte, reifes Obst am Abend gegessen, stellt die Verdauung vor schwere Aufgaben, es kommt zu Gärung und in weiterer Folge zu größeren Problemen. Als bestes Beispiel dient die abendliche Kombination von frischen reifen Zwetschgen (Pflaumen) mit saurer Milch. Jeder kennt die Folgen dieses Zusammentreffens.

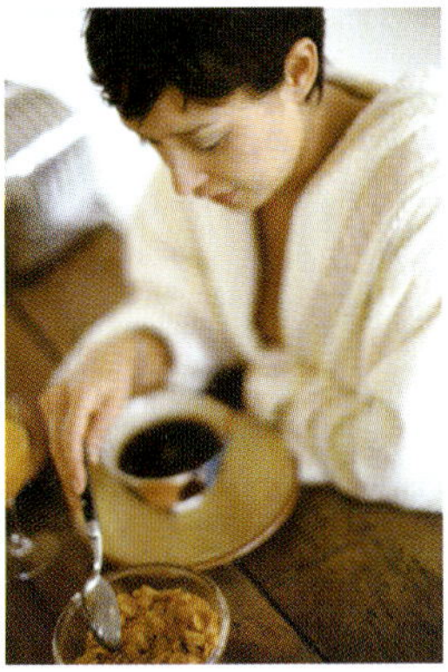

Essen sollte man auch nur, wenn man hungrig ist. Zu oft essen wir, ohne hungrig zu sein. Anfangs steht bei der Ernährung ein Umdenken und Umfühlen. Werden die Grundsätze eingehalten, verändert sich mit der Dauer der Geschmack. Gesalzene Speisen werden als unangenehm empfunden und vermieden. Gleich geht es mit fetten tierischen Nahrungsmitteln. Ungesunde Lebensmittel werden bewusst vermieden. Daraus entwickelt sich eine innere Abneigung aufgrund von Instinkten. Der Beginn muss bewusst erfolgen. Manche Patienten müssen zu ihrem Glück gezwungen werden.

Anschließend stellt sich aber das angenehme Gefühl der Entsäuerung ein und keiner, der dieses Lebensgefühl der Reinheit und Gesundheit kennt, wird es absichtlich gefährden. In dieser Phase soll der Beachtung der eigenen Bedürfnisse besonderes Augenmerk geschenkt werden.

Der Zeitpunkt der letzten Nahrungsaufnahme soll so gewählt werden, dass der Verdauungsvorgang des Darmes bereits beendet ist, wenn man zu Bett geht. Es soll daher abends nur leicht verdauliche Kost gegessen werden.

Wie viel?

Meist haben wir in Europa das Problem einer zu hohen Kalorienaufnahme. Das daraus resultierende Übergewicht stellt für die Gesundheit ein riesiges Gefahrenpotenzial dar. 99 % der Europäer kann auf die Frage nach dem »Wieviel?« geantwortet werden:

- Auf jeden Fall weniger als bisher essen.
- Beenden Sie Ihr Essen nicht erst, wenn Sie satt sind, sondern schon etwas früher. Weniger zu essen, ist das einfachste Mittel zur Gesundung. In kürzester Zeit haben Sie sich daran gewöhnt.

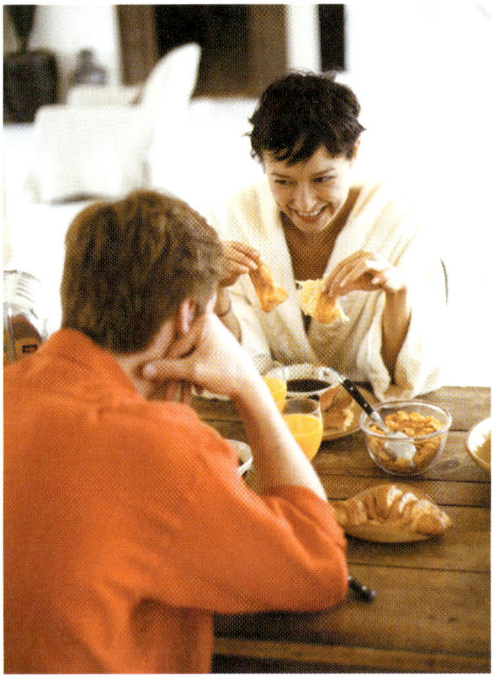

Beenden Sie die Mahlzeit rechtzeitig!

Das Wie viel bezieht sich nicht nur auf die Nahrungszufuhr insgesamt. Speisen, die ungesund sind und übersäuern, sollen reduziert werden. Ein kleines Stück Schweinebraten kann leicht kompensiert werden und so kann dieses Stück ein echter Genuss ohne spätere Reue sein.

Allerdings sollen solche Genüsse bewusst durch die Zufuhr basischer Stoffe ausgeglichen werden.

Wie oft?

Die Lebensgewohnheiten schreiben uns heute vor, wie oft wir essen. Meist ist die Lebensmittelzufuhr auf die alte Gewohnheit Frühstück, Mittag- und Abendessen beschränkt.

Zwischendurch kommen noch etliche Happen und Snacks oder Ähnliches hinzu. Diese zwischendurch gegessenen Happen schlagen sich in der Gesamtbilanz meist sauer nieder.

Das Wichtigste ist, dass wirklich nur bewusst gegessen wird und nicht nur aus Langeweile oder so nebenbei. Entscheidend ist, dass jeder für sich auch in Bezug auf seine Lebenssituation die Ernährungsgewohnheiten so bestimmt, dass keine Kardinalfehler begangen werden.

Die 5 Kardinalfehler nach F.-X.-Mayr:

a) zu schnell,

b) zu viel,

c) zu oft,

d) zu schwer,

e) zu spät.

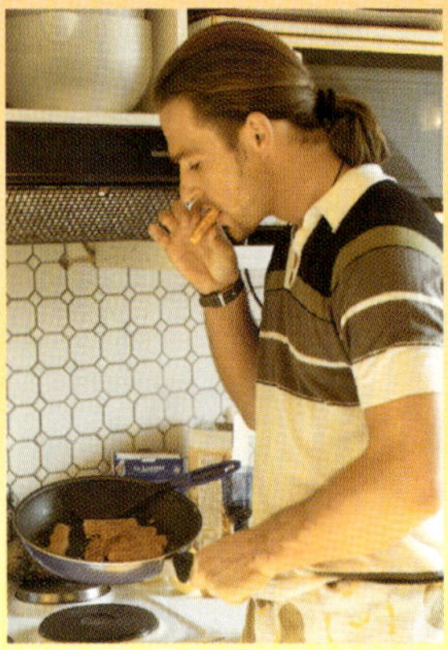

Wie essen?

Entscheidend ist die Vorgangsweise beim kulinarischen Genuss. Wichtig sind folgende Grundregeln, die wir nicht näher kommentieren, sondern für sich selbst sprechen lassen:

1. Genügend Zeit zum Essen lassen!
2. Essen mit Hunger und mit Freude!
3. Das Essen soll schmecken!
4. Jeden Bissen nur gut gekaut schlucken!
5. Rechtzeitig aufhören!
6. Nach dem Essen immer Zeit zum Verdauen nehmen!
7. Wert auf Qualität legen!
8. Kompensieren ungesunder Nahrungsmittel!
9. Ausgewogene Ernährung für ausgeglichene Menschen!
10. Möglichst unverfälschte Lebensmittel essen!
11. Wenig Fett, tierisches Eiweiß und Zucker!

Den Weg zu den »richtigen« Nahrungsmitteln findet jeder für sich selbst, da viele Einflussfaktoren mitspielen. Einen allgemein gültigen Diätplan kann man nicht aufstellen. Das Wichtigste ist eine Neuorientierung der Nahrungsaufnahme. Der Bedeutung der Verdauung für den Säure-Basen-Haushalt muss Rechnung getragen werden.

Genügend Flüssigkeitszufuhr

Ohne genügend Flüssigkeitszufuhr kann eine Übersäuerung nicht wirksam bekämpft werden. Der Hintergrund liegt in der Tatsache, dass die meisten im Organismus vorkommenden Säuren über die Nieren ausgeschieden werden.

Für diese Ausscheidungsfunktion benötigt die Niere Flüssigkeit, am besten reines, hochwertiges, natriumarmes Trinkwasser. Ohne vermehrte Wasserzufuhr kann auch das beste Basenpulver nicht helfen, den Körper zu entsäuern und Krankheiten zu verhindern.

Nicht immer kann genügend getrunken werden, da die Flüssigkeit den Körper auch wieder verlassen muss. Im Büro oder auf Reisen ist dies nicht angenehm. Also trinkt man zumindest einmal am Tag so viel Wasser, dass der Harn fast klar wie Wasser ist. Idealerweise wäre dafür der Vormittag, sofern dies im Tagesablauf möglich ist.

Abhängig ist der Wasserverbrauch natürlich auch von der körperlichen Beanspruchung, Körpertemperatur, allgemeinen Aktivität, Stoffwechselsituation, dem Alter und vielen weiteren Faktoren. So steigt der Flüssigkeitsbedarf bei Fieber und Infektionskrankheiten oft um das dreifache an. Eine Stunde körperliche Beanspruchung verbraucht ungefähr einen Liter Flüssigkeit.

Unser natürliches Durstgefühl haben wir fast verloren. Wir müssen es uns erst wieder antrainieren und uns bewusst daran gewöhnen, genügend zu trinken.

Mineralwässer sollen kohlensäurefrei und natriumarm sein. Der Welterfolg des französischen Mineralwassers Evian beruht hauptsächlich auf der Tatsache, dass es natriumarm ist. Auch in Italien wird großer Wert auf Natriumarmut gelegt. US-Amerikaner kommen niemals auf die Idee, kohlensäurehaltiges Wasser zu trinken. Auch wir sollten unser Trinkverhalten überdenken.

- Wasser ist Leben!
- Wasser ist wertvoll!
- Wasser ist entscheidend beim Entsäuern!

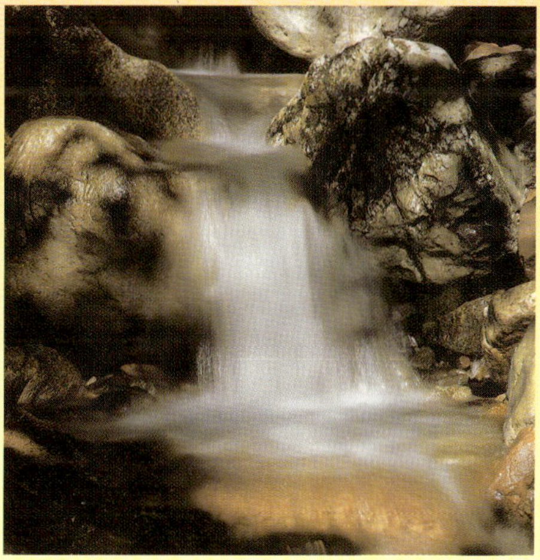

Herkömmliche Getränke produzieren durch ihre Inhaltsstoffe meist mehr Säuren als durch den Flüssigkeitsgehalt ausgeschieden wird.

Zu alkoholischen Getränken empfiehlt sich, genügend Wasser dazuzutrinken. Zum Kaffee wird ohnehin meist ein Glas Wasser gereicht.

Ein Glas Wasser kann einen kleinen Kaffee in seiner wassertreibenden Wirkung kompensieren und eine Übersäuerung verhindern.

Einschränken der Suchtmittel

In erster Linie soll der Gebrauch von Alkohol auf ein gesundes Maß reduziert werden. In geringer Menge kann ohne Zweifel das eine oder andere Glas Wein oder Bier getrunken werden. Allerdings mit gleichzeitigem Wasserkonsum. Der therapeutische Wert einer täglichen Weinflasche wird immens bezweifelt. Beim Wein soll der rote bevorzugt werden, da er weniger säurehaltig ist als der weiße. In geringen Mengen ist Rotwein sogar basenspendend, in größeren Mengen säuert er durch den Alkoholgehalt kräftig.

Bier zählt ebenfalls zu den Säure-Bildnern. Bei größeren Mengen zeigt sich dies durch den am nächsten Tag auftretenden Kater. Die Symptome sind einer heftigen akuten Übersäuerung zuzuschreiben. Mit viel Flüssigkeit (Brand) und der Zufuhr basischer Stoffe kann dem Kater schon das Schlimmste genommen werden. Auch beim Bier nicht auf die zusätzliche Wasserzufuhr vergessen.

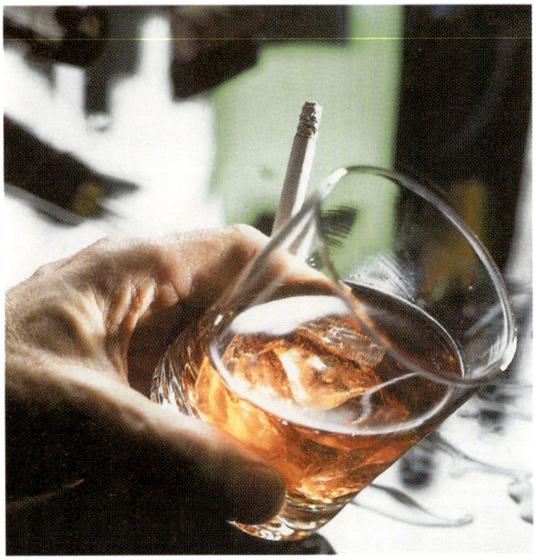

Auf harte Getränke sollte verzichtet werden.

Auf harte Getränke wie Schnaps, Whisky, Gin, Wodka, Rum und dergleichen sollte gänzlich verzichtet werden. Ein regelmäßiger Genuss destillierter Brände ist ohnehin ein Alarmzeichen.

Wenn schon nach einer Jause ein Schnäpschen getrunken wird, muss man diese »Sünde« unbedingt durch absolutes Vermeiden von Säureauslösern am nächsten Tag kompensieren und mindestens einen Entsäuerungstag einlegen.

Nikotin und sonstige Rauchwaren sind auch verzichtbar. Leider macht Nikotin ebenfalls stark abhängig. Jeder entwöhnte Raucher weiß, wie schwer der Verzicht auf den Glimmstängel fällt.

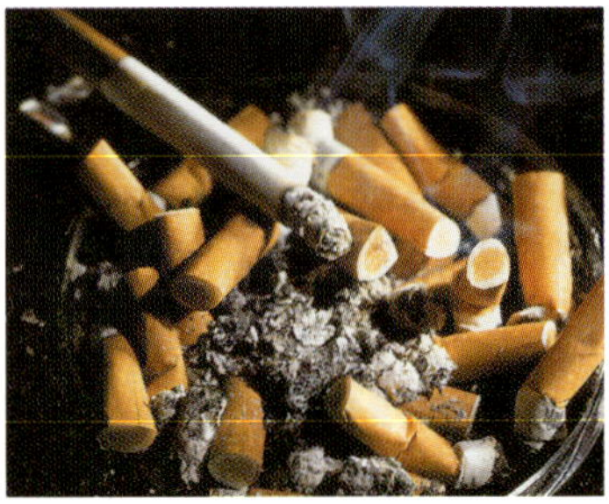

Die säuernde Wirkung von Nikotin ist ebenfalls bekannt und unumstritten. Gerade Raucher haben einen immensen Bedarf an Basen. Ein Raucher muss daher unbedingt regelmäßig basische Stoffe zu sich nehmen, um das Schlimmste zu verhindern. Raucher werden durch die Übersäuerung nicht nur krank, sondern sie altern auch schneller.

Kaffee zählt ebenfalls zu den Suchtmitteln. In geringen Mengen und mit ausreichender Flüssigkeitszufuhr spricht auch nichts dagegen. Es muss aber unbedingt Wasser dazu getrunken werden. Starker Kaffeegenuss allein kann schon ausreichen, eine schleichende Übersäuerung auszulösen.

Richtige Bewegung

Körperliche Betätigung kann entsäuernd sein. Die Betätigung muss aber richtig ausgeführt werden. Auf jeden Fall ist eine Anhäufung von Milchsäure zu vermeiden. Daher ist die Intensität so zu wählen, dass man anschließend das Gefühl hat, die gleiche Belastung nochmals bewältigen zu können. Zwei- bis dreimal pro Woche ist genug, um den Organismus in Schuss zu halten und Säure abzubauen.

Betont werden soll aber, dass zu starke körperliche Belastungen auf jeden Fall Schäden im Körper hinterlassen. Die Sportmedizin hat hier viel geleistet, um der Milchsäure den Kampf anzusagen. Interessierte werden an entsprechende Literatur über Milchsäure und Trainingssteuerung verwiesen.

Im Sinne einer Entsäuerung ist bei der Bewegung entscheidend, die richtige Belastung zu wählen: Sie sollten

- sich in jeder Phase wohl fühlen,
- sich nicht zu sehr anstrengen,
- ins Schwitzen geraten und
- die Betätigung genießen.

Sport mit großer Anstrengung soll die Milchsäure als leistungslimitierenden Faktor berücksichtigen. Der Sportler soll die Pufferkapazität mit Basenstoffen verbessern. Für nicht trainierte Menschen, die Sport nur aus dem Fernsehen kennen, empfiehlt sich einfaches Spazierengehen oder längeres Gehen mit Freude an der Bewegung.

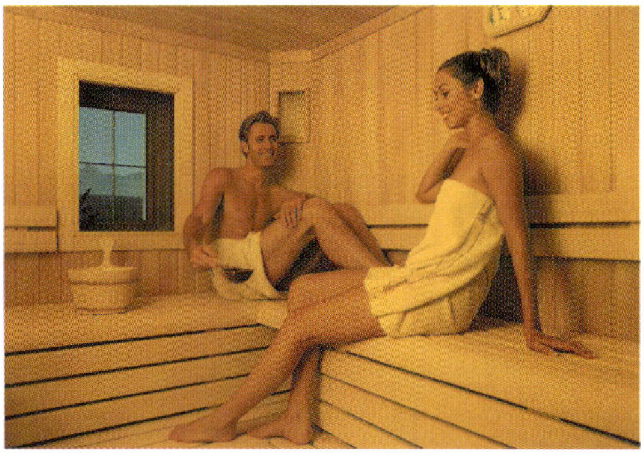

Einfaches Schwitzen in Sauna, Dampfbad oder Badewanne ist ebenfalls zu begrüßen, da einige Säuren den Körper hauptsächlich über die Haut verlassen. Wenn dieser Mechanismus gestört ist oder zu viele Säuren anfallen, entsteht unangenehmer Körpergeruch oder übel riechender Schweiß. Beim Saunieren genügend trinken!

Stressreduktion

In erster Linie führt Stressreduktion zu einer Zunahme des Wohlbefindens. Lebensratschläge zu erteilen, ersparen wir uns an dieser Stelle. Nur die Anregung der Gedanken zu unserem heutigen Lebensstil sei erlaubt. Ein wenig mehr Ruhe und Gelassenheit tut den Menschen wohl. Da das letzte Hemd bekanntlich keine Taschen hat, würde eine Beruhigung unseres Ehrgeizes nicht schaden. Häufig wird das alte Sprichwort wahr:

> In der Jugend laufen wir mit unserer Gesundheit dem Gelde nach, im Alter laufen wir mit unserem Gelde der Gesundheit nach.

Stress in weiterem Sinn liegt dann vor, wenn wir ihn als solchen wahrnehmen und wenn er uns stört. Dann sollte man einen Plan machen und seinen Lebensstil überdenken.

Wohlbefinden steigern

Der wohl wichtigste Faktor für ein gesundes und zufriedenes Leben liegt im Wohlbefinden. Je wohler ein Mensch sich fühlt, umso weniger wird er durch Säure belastet. Je weniger er durch Säure belastet wird, umso wohler fühlt er sich. Welche Maßnahmen zu ergreifen sind, um das Wohlbefinden steigern zu können, ist von Person zu Person unterschiedlich. Der eine will faulenzen, der andere nicht. Auf unsere Bedürfnisse zu hören, wird immer wichtiger, ihnen zu folgen ebenfalls.

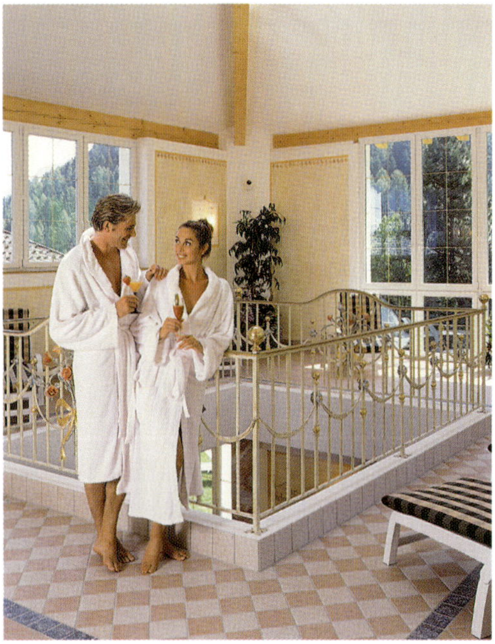

Heute will ich mich wohlfühlen – und dafür kann ich viel tun.

Empfohlen wird, das Wohlbefinden als Lebensziel wieder zu aktivieren. Das tägliche Wohlbefinden soll unser permanentes Ziel sein, heute, hier und jetzt und nicht erst in der Pension oder irgendwann. Heute möchte ich zufrieden sein und mich wohlfühlen und dafür kann ich auch viel tun.

Das Wissen um den Säure-Basen-Haushalt einsetzen

Die neuen Erkenntnisse der medizinischen Forschung um den Säure-Basen-Haushalt haben Einfluss auf unseren Lebensstil. Das Wissen alleine genügt nicht, um der Übersäuerung entgegentreten zu können. Die saure Gefahr lauert auf ihre Chance. Je mehr man über seine Gegner weiß, umso besser kann man ihnen begegnen und sie bekämpfen. Es ist nötig, gegen schädigende Säuren aktiv zu sein. Ein bisschen Disziplin gehört dazu. Der Körper wird es mit lebenslanger Vitalität und mit Wohlbefinden danken. Viele Erkrankungen können in ihrer Entstehung bereits im Keim erstickt werden. Regelmäßige Zufuhr basischer Substanzen hilft uns, überschüssige Säuren zu neutralisieren und ein Fehlverhalten zu kompensieren.

Häufig gestellte Fragen

Folgende behandelten Fragen sind die häufigsten Themen, die in den letzten Jahren an uns herangetragen wurden:

1. **Wie merke ich, ob ich übersäuert bin?**
2. **Ist die Übersäuerung messbar?**
3. **Genügt basische Ernährung alleine gegen Übersäuerung?**
4. **Wie viel und was soll ich trinken?**
5. **Wie ist der pH-Wert des Basenpulvers?**
6. **Wie lange soll ich Basenpulver nehmen?**
7. **Kann ich zu viel Basenpulver nehmen?**
8. **Kann ich zusätzlich Spurenelemente und Mineralstoffe zuführen?**
9. **Kann ich zusätzlich Vitamine zuführen?**
10. **Gibt es Wechselwirkungen zwischen Medikamenten und Basenpulver?**
11. **Warum soll Basenpulver natriumfrei sein?**
12. **Warum soll Basenpulver selenhaltig sein?**
13. **Kann ich in der Schwangerschaft Basenpulver trinken?**
14. **Können auch Kinder mit Basenpulver behandelt werden?**
15. **Wie unterstützt Basenpulver die Entgiftung?**
16. **Kann es anfänglich zur Verschlechterung meiner Symptome kommen?**
17. **Wann soll Basenpulver eingenommen werden?**

1. Wie merke ich, ob ich übersäuert bin?

Unterschieden wird zwischen einer akuten Übersäuerung und einer stillen oder schleichenden Übersäuerung.

Die akute Übersäuerung trifft jeden von uns regelmäßig und immer wieder. Z. B. wenn wir saure oder säurebildende Nahrungsmittel zu uns nehmen, zu intensive körperliche Belastungen haben, zu viel Kaffee oder Alkohol genießen, zu wenig Flüssigkeit trinken usw.

Eine akute Übersäuerung kann (muss aber nicht) Symptome hervorrufen. Geschwollene Augen, Gastritis, Gelenkbeschwerden und vieles andere sind Zeichen einer momentanen Verschiebung der Stoffwechsellage ins Saure.

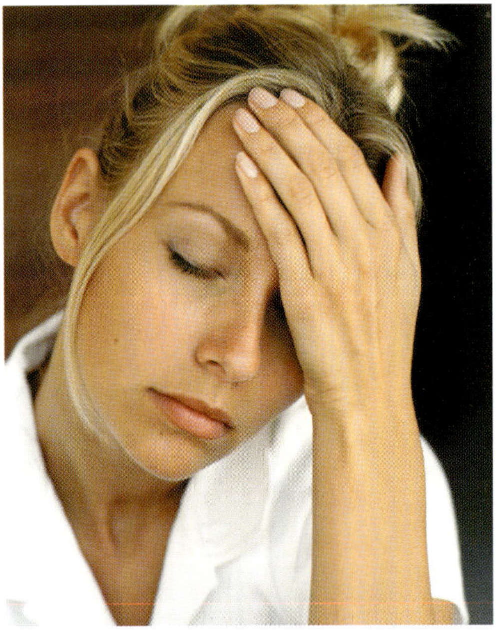

Säuren suchen sich in der Regel die persönlichen Schwachstellen im Körper.

Einer akuten Säurebelastung des Organismus ist sofort entgegenzutreten. Die überschüssigen Säuren müssen sofort neutralisiert werden. Ein dauerhafter Schaden für die Gesundheit kann abgewendet werden.

Ansonsten kann aus diesen Säureattacken die gefährliche stille oder schleichende Übersäuerung werden. Die Säuren oder die Salze der Säuren überlasten auf Dauer die Neutralisationssysteme des Körpers. Dies äußert sich in einer schweren Gefährdung der Gesundheit. Welche Erkrankungen entstehen, hängt meist von der übersäuerten Person und deren Lebensgewohnheiten ab.

Den Menschen, der nie übersäuert, gibt es nicht. Das Hauptaugenmerk liegt darauf, der sauren Gefahr prophylaktisch zu begegnen und durch entsprechende Maßnahmen eine schleichende Übersäuerung erst gar nicht entstehen zu lassen.

Bereits jahrelang an Säurekrankheiten Leidende lernen den Zustand des »Entsäuertseins« erst nach einiger Zeit der Therapie kennen.

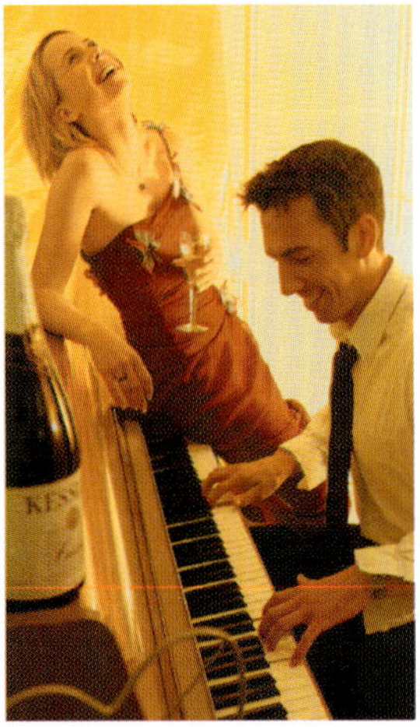

Nicht selten wird von einem unheimlichen Energieschub berichtet, der durch die Entsäuerung zustande kommt. In der Regel suchen sich die sauren Substanzen und anderen Krankheitserreger die persönlichen Schwachstellen im Körper.

Wenn man sich nicht wohlfühlt und denkt, dass es sich um eine Übersäuerung handeln könnte, sollte man sofort mit einer Entsäuerung beginnen. Den gefährlichen Säurekrankheiten kann so effektiv entgegengetreten werden.

2. Ist die Übersäuerung messbar?

»Ja, aber« lautet die etwas unklare Antwort. Der pH-Wert ist von jeder Körperflüssigkeit messbar, nur die Relevanz der Aussagekraft

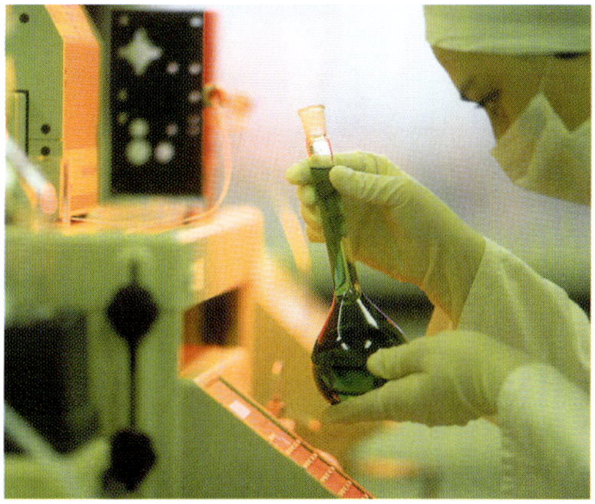

Jede Einmalmessung ist nur eine Momentaufnahme.

ist umstritten. Jede Einmalmessung, sei es aus dem Blut, dem Harn, dem Speichel oder dem Schweiß stellt nur eine Momentaufnahme dar.

Der pH-Wert des Harns ist so von vielen Einflussfaktoren abhängig, sodass dessen Aussagekraft gegen Null geht. Es wird lediglich festgestellt, wie viel Säure über den Harn beim letzten Harnlassen ausgeschieden wurde. Aus einer Einmalmessung des Harns zu sagen, ob eine stille oder schleichende Übersäuerung vorliegt, ist schlicht und einfach unmöglich und unseriös.

Der Harn ist physiologisch leicht angesäuert. Bei einer Harnwegsinfektion (Bakterien schaffen basisches Milieu) schlägt der pH-Wert ins Alkalische um. Allein über die Menge des getrunkenen Wassers kann der relative Säuregehalt des Urins massiv beeinflusst werden. Gratisharnteststreifen sind ein billiger Verkaufstrick.

Die verschiedenen Bluttests sagen etwas über den Säure-Basen-Status des Plasmas und der gesamten Blutregulation aus. Für den Gesamtorganismus kann keine schlüssige Aussage getroffen werden. Belastungs- und Titrationstests lassen Rückschlüsse auf die Puffersysteme zu.

Sie haben schon mehr Aussagekraft für den Gesamthaushalt, stellen leider aber auch nur eine Momentaufnahme dar.

Ein weiterer Nachteil liegt im Preis der Bestimmungen und den komplizierten Messverfahren. Als relativ einfach gilt noch die Bestimmung der Harnsäure.

Ein einfaches Verfahren zur Bestimmung der Gesamtsäurebelastung gibt es noch nicht. Dazu ist die Problematik zu komplex geartet. Unterschiedliche Ansatzpunkte wie z. B. die Bestimmung der oxidativen Stressbelastung geben Hoffnung auf einfache Verfahren.

Zu empfehlen ist auch die Bestimmung der Spurenelemente aus dem Blut. Hier ergibt sich vor allem aus der Selen-, Zink-,

Magnesium- und Kalziumbestimmung die Möglichkeit, auf den Säure-Basen-Haushalt Rückschlüsse zu ziehen.

Ebenfalls sehr hilfreich sind die Bestimmungen von Schmermetallspiegeln. Aus einem erhöhten Schwermetallspiegel kann auf eine chronische Säurebelastung geschlossen werden, wobei eine Schwermetallbelastung einer Übersäuerung Vorschub leistet.

Zusammengefasst lässt sich eine Übersäuerung ganzheitsmedizinisch nur aus der Kombination einer klinischen Untersuchung, mehreren Laborwerten und einer genauen Befragung diagnostizieren.

Eine Bewertungsskala ist noch in Ausarbeitung. Aussagen nur von pH-Wert-Messungen des Urins zu treffen, sind schlichtweg abzulehnen.

3. Genügt basische Ernährung alleine gegen Übersäuerung?

Die Antwort lautet kurz und bündig: Mit Sicherheit nicht. Eine zusätzliche Zufuhr basischer Stoffe in optimierter Zusammensetzung bringt immense Vorteile.

Eine generelle basische Ernährung gibt es als solche nicht, da die Verdauung der Lebensmittel einfach zu viele Unsicherheiten in sich birgt.

Die Stoffwechsellage jedes Einzelnen variiert. Davon ist es abhängig, ob der Stoffwechsel in die säure- oder basenbildende Richtung geht.

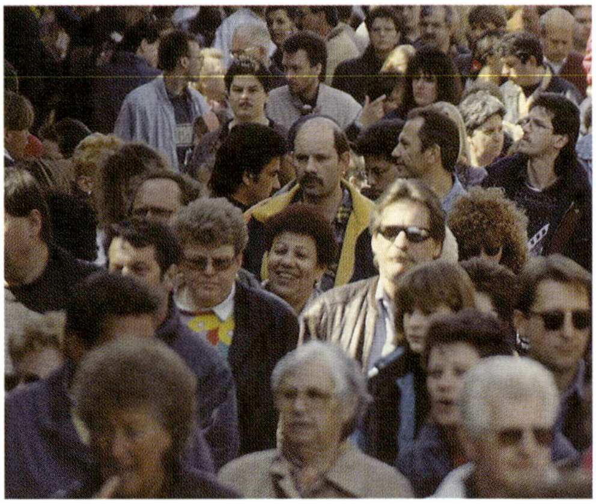

Die Stoffwechsellage jedes Menschen ist individuell.

Es ist ein Unterschied, ob ich reife und süße Pflaumen vormittags gut gekaut auf nüchternen Magen und in geringer Menge zu mir nehme oder diese abends, schlecht gekaut, mit saurer Milch esse.

Nach unserer Erfahrung halten sich die meisten Patienten nur relativ kurz an so genannte Basendiäten. Deren großer Wert liegt darin, die Fleisch- und Zuckerzufuhr deutlich zu vermindern. Das Hauptaugenmerk einer Basendiät sollte nicht im Zuführen, sondern im Weglassen bestimmter Nahrungsmittel liegen.

Der Europäer will seine Gesundheit vor allem über das zusätzliche Zuführen von Nahrungsmitteln beeinflussen, die fernöstlichen Kulturen halten mehr vom Weglassen bestimmter Stoffe. Der Wert des Fastens ist einfach unermesslich und eine gesunde Ernährung ist zu empfehlen.

Ein weiteres Problem liegt darin, dass einer schleichenden oder stillen Übersäuerung mit basischen Nahrungsmitteln schon durch die

Menge der sauren Stoffe nicht beizukommen ist. Ein brennendes Haus kann man auch nicht mit einem Glas Wasser löschen.

Mit dem Irrtum, dass sich der Säure-Basen-Haushalt von selbst reguliert, muss ein für alle Mal aufgeräumt werden. Die zusätzliche regelmäßige Einnahme basischer Stoffe hat für die Gesundung und Gesunderhaltung einen immensen Wert.

4. Wie viel und was soll ich trinken?

Zu diesem Thema werden an uns viele Fragen gerichtet, die wie folgt einzeln beantwortet werden:

Wann kann ich viel trinken?

Eigentlich immer. Natürlich ist es einfacher das Trinkverhalten in die Richtung zu ändern, dass vormittags und am frühen Nachmittag

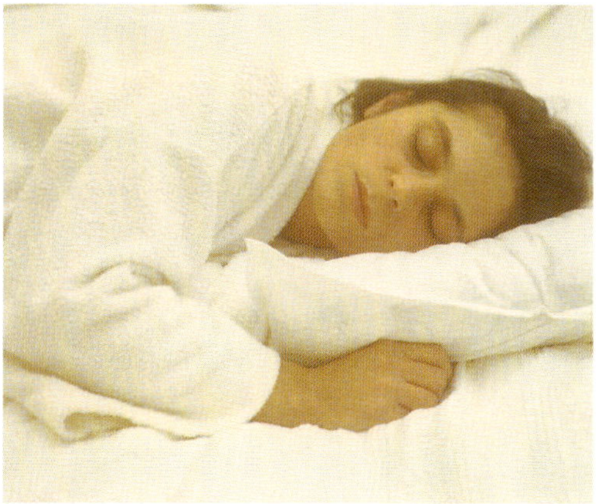

Den Schlaf sollte man nicht stören, indem man abends besonders viel trinkt.

viel getrunken wird. Bedenken sollten Sie aber, dass die Flüssigkeit, die Sie zu sich nehmen, den Körper auch wieder verlässt. Also vermeiden Sie abends zu viel zu trinken, sonst könnte Ihr Schlaf durch den Gang auf das WC gestört werden.

Wie viel ist eigentlich viel?

Die medizinische Regel lautet: Die täglich zuzuführende Trinkwassermenge in Litern ist die Hautoberfläche in Quadratmetern mal zwei.

Hautoberfläche in Quadratmetern x 2 = Trinkmenge in Litern.

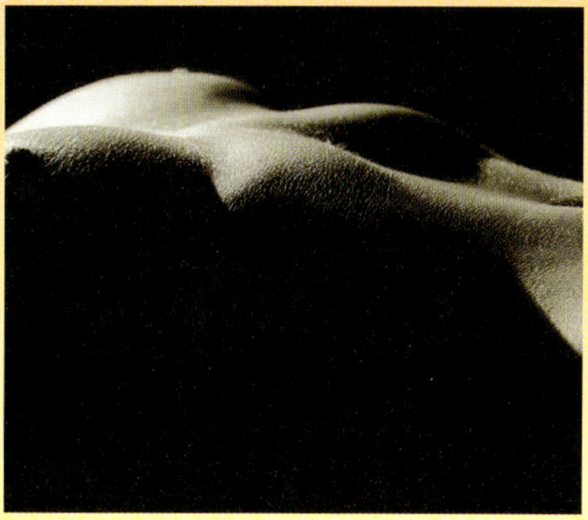

Durchschnittlich liegt die Hautoberfläche zwischen 1,5 und 2 Quadratmetern. Also liegt der Durchschnittsbedarf an Flüssigkeit bei drei bis vier Litern täglich. Fruchtsäfte, alkoholische Getränke, Kaffee dürfen nicht dazugerechnet, sondern müssen abgezogen werden.

Scheinbar ist dies äußerst viel, doch wenn man sich das natürliche Durstgefühl wieder angeeignet hat (durch Übung im

Wassertrinken), scheint diese Menge für einen Tag trinkbar. Abhängig ist dieser Wert auch von Körpertemperatur, körperlicher Betätigung, Schwitzen, Umgebungstemperatur, Alter und vielem mehr.

Einfacher ist die leicht zu kontrollierende Regel:

Einmal am Tag soll der Harn klar sein wie Wasser.

Was soll ich trinken?

Am besten, sofern vorhanden, hochwertiges Leitungswasser. In Europa ist ein hoher Prozentsatz des Leitungswassers aufbereitetes Oberflächenwasser.

Fragen Sie Ihren Wasserzulieferer, woher Ihr Trinkwasser kommt. Wenn dieses nicht genügend Qualität bietet, verwenden Sie stilles Mineral- oder Tafelwasser, das die erforderlichen Voraussetzungen erfüllt. Wasser ist Leben!

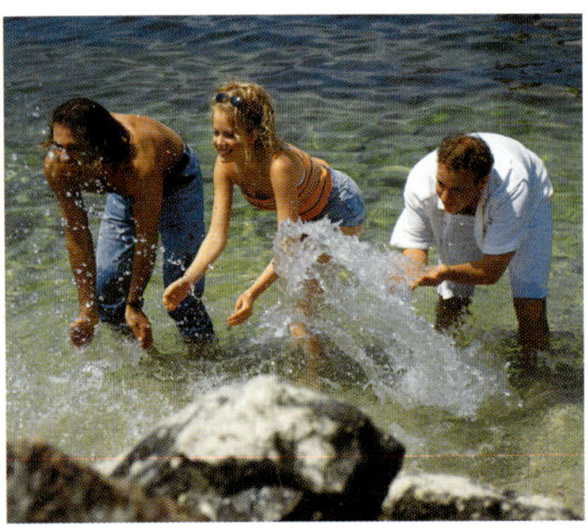

Wasser ist Leben!

Kohlensäurehaltige Getränke ja oder nein?

Kohlensäurehaltige Getränke sollten vermieden werden. Nicht nur der Säurebelastung wegen, sondern auch wegen der im Darm freiwerdenden Gase.

Vereinzelte Personen vertragen kohlensäurehaltige Getränke sehr gut.

Auch hier gilt wieder, dass der Stoffwechsel jedes Menschen unterschiedlich arbeitet und auch von zeitlichen Variablen abhängig ist.

Welche Kräutertees unterstützen die Entsäuerung?

Eine Vielzahl von Kräutertees kann eine Entsäuerung unterstützen. Im Vordergrund steht die Ankurbelung der Kochsalzausscheidung der Niere.

In mitteleuropäischen Breiten werden dafür vor allem Brennnesseltee und auch Löwenzahntee getrunken.

Ansonsten sei auf die Literatur im Kneipp-Verlag verwiesen.

Welche Mineralwässer werden empfohlen?

Im Sinne der Entsäuerung werden an ein brauchbares Mineralwasser folgende Anforderungen gestellt:

- kohlensäurefrei, also so genanntes stilles Mineralwasser,
- natriumarm (natriumfreies Mineralwasser gibt es fast nicht).

Wenn diese Anforderungen erfüllt sind, kann ein solches Mineralwasser auch über längere Zeit getrunken werden, ohne die Säurebelastung des Körpers zu erhöhen.

5. Wie ist der pH-Wert des Basenpulvers?

Immer wieder kommt die Frage, ob Basenpulver auch genügend basisch ist. Auch ob der pH-Wert möglichst hoch oder ob Basenpulver oder Natronlauge alkalischer ist.

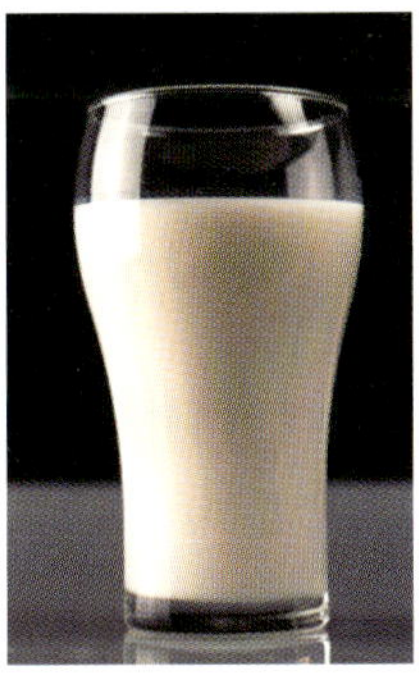

Der pH-Wert des Basenpulvers kann nicht wirklich angegeben werden, da er von der Flüssigkeit, in der es aufgelöst wurde, abhängig ist. In Essig gelöstes Basenpulver hat einen anderen pH-Wert als in Milch gelöstes.

Für die Wirksamkeit ist es nicht entscheidend, wie basisch ein Pulver ist, sondern wie hochwertig seine Substanzen sind und wie die Zusammensetzung durchdacht und erprobt ist.

Der große Nutzen des Basenpulvers liegt darin, dem Organismus hochwertige Substanzen anzubieten, damit er die Salze der Säuren, sowie toxische Stoffe wie Blei, Cadmium, Quecksilber im Austausch dafür freisetzt und ausscheidet. Wenn dies funktioniert, bringt das Basenpulver für den Organismus den gewünschten Vorteil. Die Austauschaktivität des Basenpulvers ist das entscheidende Kriterium und nicht der pH-Wert.

6. Wie lange soll ich Basenpulver nehmen?

Viele Anrufe beziehen sich auf die Frage, ob man drei, fünf, zwölf Tage, Wochen, Monate oder Jahre entsäuern soll. Die Antwort ist für viele schwer zu verstehen. Die saure Gefahr lauert nahezu täglich und wartet auf ihre Chance. Es gibt kaum einen Menschen, der

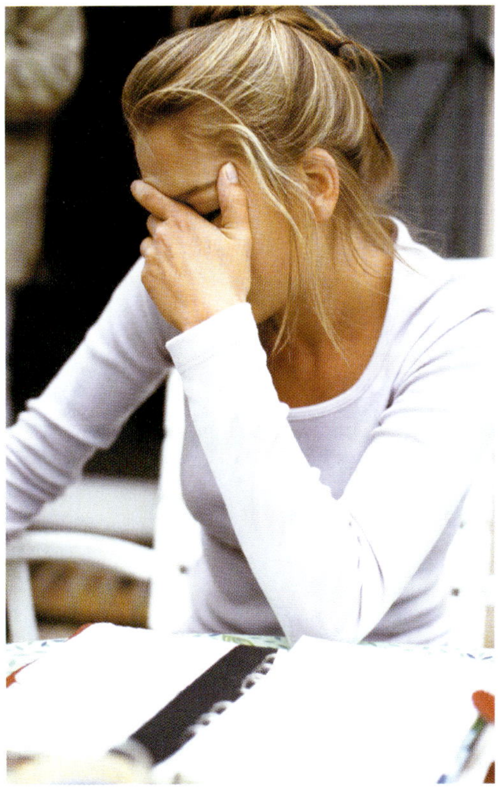

Die saure Gefahr lauert – täglich!

nicht den Attacken der Säuren ausgeliefert ist. Eine regelmäßige Einnahme von einem gehäuften Teelöffel ist empfehlenswert. So wie man täglich essen muss, kann man auch täglich basische Stoffe zu sich nehmen.

Der entscheidende Faktor, wie lange entsäuerndes Basenpulver genommen werden soll, ist das Wohlbefinden. Nach Ereignissen (Ernährung, Stress, Alkohol usw.) die Säure produzieren, fühlt man sich ohnedies nicht wohl. Die Zufuhr basischer Substanzen bringt dieses Wohlbefinden zurück.

Bei rheumatischen Erkrankungen dauert es häufig sogar Monate, bis die gewaltigen Säuredepots aus dem Bindegewebe, aus den Gelenken und der Muskulatur gelöst sind und ausgeschieden werden können. Anfangs benötigt man sicherlich höhere Dosen (2 – 3 Teelöffel täglich). Abhängig ist die Dosierung von der Disziplin der Patienten. Je gesünder sie leben, umso weniger Basenpulver brauchen sie, um sich wohl und gesund zu fühlen. Als Erhaltungsdosis genügt ein Teeöffel täglich. Frauen zeigen interessanterweise eine höhere Einnahmedisziplin als Männer. Die Hälfte der Männer zieht es offensichtlich vor, immer wieder Kuren zu machen und regelmäßig einige Tage zu entsäuern, wenn sie sich unwohl fühlen. Die Erklärung liegt wohl darin, dass die Frauen ein größeres Gesundheitsbewusstsein haben und auch bereit sind, prophylaktisch aktiv zu sein.

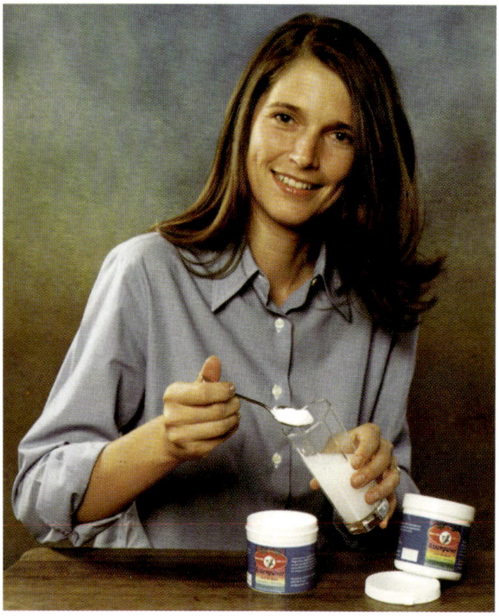

»Take your medicine as needed« – »Nimm deine Medizin, wenn du sie brauchst«. So einfach lässt sich die Frage nach dem »Wielang« beantworten. Wenn man denkt, jetzt wäre ein Basenpulver gut, dann sollte man es nehmen.

7. Kann ich zu viel Basenpulver nehmen?

Bei den empfohlenen Mengen sind Nebenwirkungen nahezu ausgeschlossen. Es wird eine maximale Anfangsdosis von 5 gehäuften Teelöffeln täglich empfohlen. Abhängig ist dies auch vom Körpergewicht und vom Übersäuerungsgrad des Patienten.

Entscheidend ist die Verdauung. Bei Einnahme von mehr Basenpulver kann es zu dünnem Stuhl und verstärkt abführender Wirkung kommen. Bei Entsäuerungs- oder Darmreinigungskuren ist dies erwünscht. Die Durchführung wird in Absprache mit dem Arzt erfolgen, außerdem soll man an Darmreinigungstagen lieber zu Hause bleiben, da die Darmreinigung manchmal abrupt und plötzlich beginnt.

Vermehrte Einnahme von Basenpulver (3 – 5 Teelöffeln täglich) ist dann sinnvoll, wenn die Anwendung in regelmäßigen Kuren erfolgt und eine tägliche Zufuhr nicht bevorzugt wird. Mit einer deutlich spürbaren darmreinigenden Wirkung muss gerechnet werden.

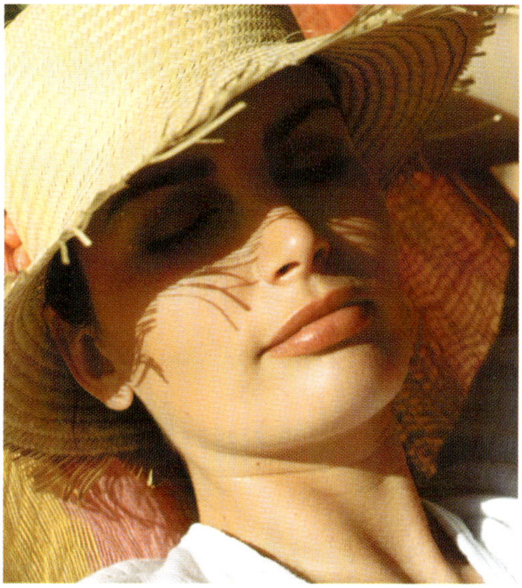

Maßgeblich für die Dosierung sind das Wohlbefinden, die Lebensgewohnheiten, das Gesundheitsbewusstsein und die Ernährung. Je unvernünftiger man sein Leben gestaltet, desto mehr Entsäuerungssubstanzen wird man benötigen.

Bis heute wurde (bis auf die als Durchfall empfundene Darmreinigung) von keiner nachteiligen Wirkung bei Überdosierung berichtet.

8. Kann ich zusätzlich Spurenelemente und Mineralstoffe zuführen?

Der tägliche Bedarf an Magnesium, Kalzium und Selen ist durch die Einnahme von Basenpulver gedeckt. Eine weitere Zufuhr von Spurenelementen und Mineralstoffen kann im Einzelfall sinnvoll sein.

Osteoporose wird heute auch auf eine chronische Übersäuerung zurückgeführt. Die Säuren verbrauchen die Mineralien des Knochens zur Neutralisierung.

Als Folge tritt eine Entmineralisierung vor allem der Oberschenkelknochen und der Wirbelkörper auf.

Die Entwicklung einer Osteoporose geht auf eine negative Kalziumbilanz infolge einer Übersäuerung zurück. Eine alleinige Kalziumzufuhr hat nicht den Erfolg wie die Kombination mit Basenpulver.

Das Basenpulver hat nicht den Sinn, eine »Alles-drinnen-Mischung« zu bieten. Daher wird bewusst darauf verzichtet, alle möglichen Spurenelemente und Vitamine in der Hoffnung beizufügen, dass schon etwas dabei sein wird, das wirkt.

Das Hauptaugenmerk bei einem Basenpulver soll bei der Entsäuerung liegen.

Spurenelemente sind lebensnotwendige Bestandteile des Organismus, die regelmäßig mit der Nahrung zugeführt werden müssen. Spurenelemente werden nur »in Spuren«, also in geringen Mengen, aufgenommen, sind aber immens wichtig für das Funktionieren des Stoffwechselsystems.

Eine zusätzliche Einnahme verschiedener Spurenelementpräparate ist sinnvoll, die Einnahme sollte allerdings nicht gleichzeitig mit dem Basenpulver erfolgen.

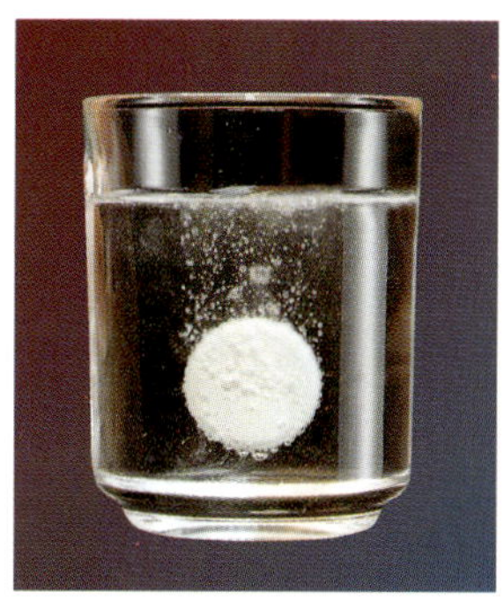

Lebenswichtige Spurenelemente:

- Selen
- Mangan
- Zink
- Molybdän
- Eisen
- Kupfer
- Fluor
- Kobalt
- Chrom
- Jod

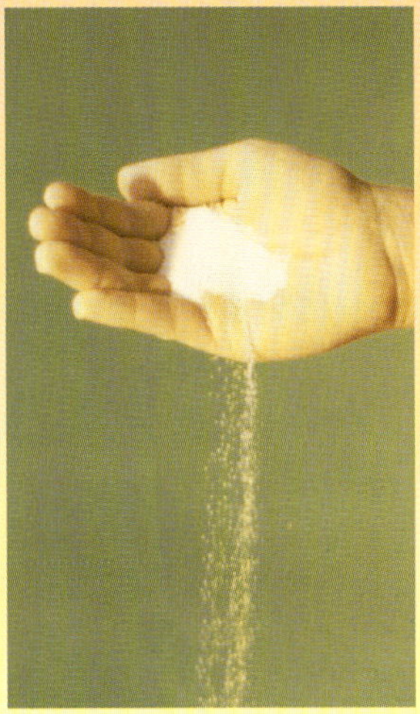

Zusätzlich zu selen- und magnesiumhaltigem Basenpulver wird die Zufuhr von Zink, Kupfer, Mangan, Eisen und Kalzium empfohlen.

Eines ist mit hundertprozentiger Sicherheit anzumerken: Die beste Methode sich ausreichend mit Spurenelementen zu versorgen, ist eine gesunde, ausgewogene, nährstoffreiche und möglichst natürliche Ernährung.

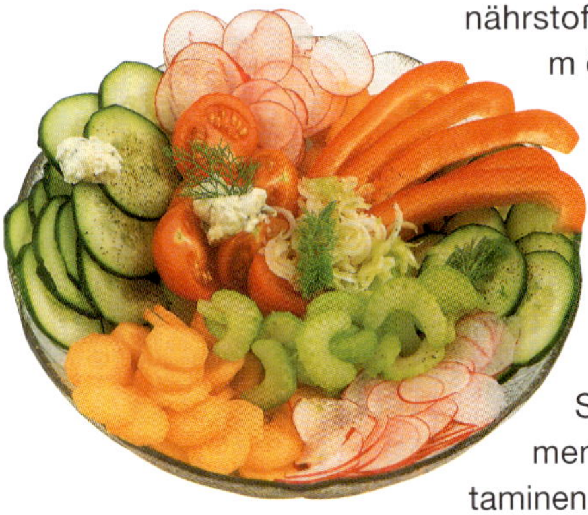

Den Gehalt der Nahrungsmittel an diversen Spurenelementen und Vitaminen kann man in Nährwerttabellen aus dem Kneipp-Verlag nachlesen.

9. Kann ich zusätzlich Vitamine zuführen?

Grundsätzlich gilt das Gleiche wie bereits bei den Spurenelementen und Mineralstoffen empfohlen. Das Optimale ist die natürliche Vitaminzufuhr aus hochwertigen Nahrungsmitteln. Da dies aber nicht immer so einfach ist und dieser Rat in der Praxis auch selten konsequent befolgt wird, spricht nichts gegen eine zusätzliche Einnahme von Vitaminen. Im Gegenteil, viele Vitamine haben eine außerordentliche Schutzwirkung für unseren Organismus.

Eine Vitaminbeimengung zu einem Basenpulver soll nur nach genauer biochemischer Testung der Interaktionen (gegenseitige Beeinflussung von Arzneimitteln im Sinne einer Verstärkung oder Abschwächung der Wirkung) erfolgen. Keineswegs sind »Alles-drinnen-Mischungen« besser als wissenschaftlich getestete, auf wenige Inhaltsstoffe beschränkte Zusammensetzungen.

Oft kommt die Frage, ob diejenigen Vitamine, die Säuren sind, schädlich wirken können, z. B. Ascorbinsäure oder Folsäure. Dazu muss gesagt werden, das die positive Wirkung der Vitamine die Belastung durch die H+Ionen der Säuren deutlich überwiegt und bei den üblichen Dosierungen gar nicht ins Gewicht fallen, also vernachlässigbar sind. – Eine zusätzliche Vitaminzufuhr wird begrüßt, allerdings sollte sie nicht zeitgleich mit dem Basenpulver erfolgen. Welche Vitamine sinnvoll sind und in welcher Dosierung sie eingenommen werden sollen, lässt sich in der einschlägigen Literatur nachlesen. Besonders verwiesen sei auf das Thema der orthomolekularen Medizin.

10. Gibt es Wechselwirkungen zwischen Medikamenten und Basenpulver?

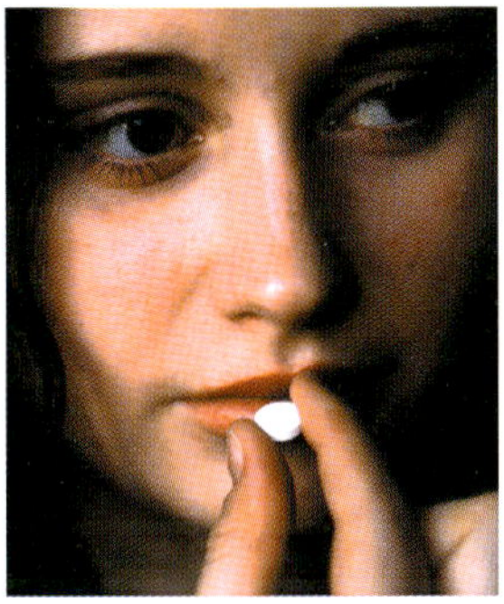

Grundsätzlich wird empfohlen, Medikamente oder Nahrungsergänzungen nicht zeitgleich mit Basenpulver einzunehmen. Dies aus mehreren Überlegungen.

Vitaminpräparate können chemische Reaktionen mit den Inhaltsstoffen des Basenpulvers eingehen. So soll beispielsweise kein Vitamin C (Ascorbinsäure) mit Selen (in Basenpulver enthalten) kombiniert werden. Eine Unzahl weiterer Reaktionen ist möglich. Bei der Einnahme von Vitaminen oder Spurenelementen soll mindestens eine Viertelstunde Zeitabstand gewahrt bleiben. Aus diesen Gründen ist es auch nicht sinnvoll, in ein Basenpulver alles hineinzupacken, was irgendwie mit Gesundheit in Verbindung gebracht wird.

Antirheumatika, Kortison, Antibiotika ebenfalls nicht gemeinsam mit Basenpulver einnehmen.

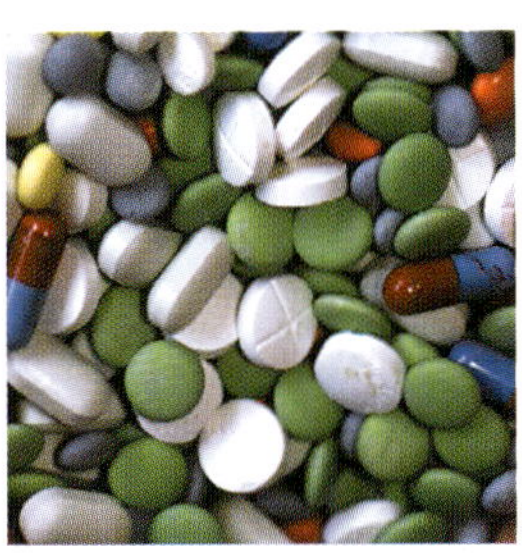

Diese Medikamente können bei gleichzeitiger Einnahme von Basenpulver dessen Wirksamkeit beeinträchtigen. Wenn man solche Arzneimittel verordnet bekommen hat, soll einer Übersäuerung durch diese Mittel unbedingt begegnet werden. Bei der Medikamenten-Einnahme soll der Zeitabstand zur Basenpulver-Einnahme mindestens 15 Minuten betragen. Auf genügend Flüssigkeit achten!

Antazida sind Medikamente, die die Magensäure neutralisieren und die Magenschleimhaut schützen. Ihr Wirkmechanismus ist ein anderer als der des Basenpulvers. Diese Medikamente sind im Magen stark basisch, bekämpfen aber die Übersäuerung im Gesamtorganismus kaum. Diese Gruppe kann gemeinsam mit Basenpulver eingenommen werden. Sie sind im Gegensatz zu Basenpulver nicht geeignet, in der Schwangerschaft gegen Gastritis eingesetzt zu werden. – Kollegen berichten, dass manchen Naturheilmitteln erst durch eine Entsäuerung der Weg zur entscheidenden Wirksamkeit geebnet wurde. Die meisten Naturheilmittel können zusammen mit Basenpulver angewendet werden. Bei vielen dieser Naturmethoden kommt es sogar zu einer verstärkten Wirksamkeit, da die Übersäuerung zumindest auch ein Faktor bei der Entstehung von Erkrankungen ist.

In der Wirkung verstärkt werden:

- Bachblüten,
- Homöopathika,
- Ayurveda,
- ätherische Öle,
- orthomolekulare Präparate
- und vieles andere mehr.

11. Warum soll Basenpulver natriumfrei sein?

Der Wert der Natriumfreiheit wird oft in Frage gestellt und ist ein häufiger Diskussionspunkt bei Ärzten und Pharmazeuten, da Natrium als Spurenelement nicht gleichzusetzen ist mit Natriumchlorid (Kochsalz).

In erster Linie liegt in vielen Fällen sowieso eine absolute Überlastung des Organismus mit Kochsalz vor, ein Natriummangel kommt hingegen äußerst selten vor.

Unsere Nahrungsmittel werden mit Kochsalz haltbar und geschmacksintensiv gemacht. Wir nehmen ein Vielfaches des Tagesbedarfes an Natrium zu uns.

Die Auswirkung einer zu hohen abendlichen Kochsalzzufuhr merkt man am nächsten Tag: verschwollene Augen, Durstgefühl und Wasseransammlungen in den Beinen (Ödeme). Vor allem aber reduziert Kochsalz das Wohlbefinden!

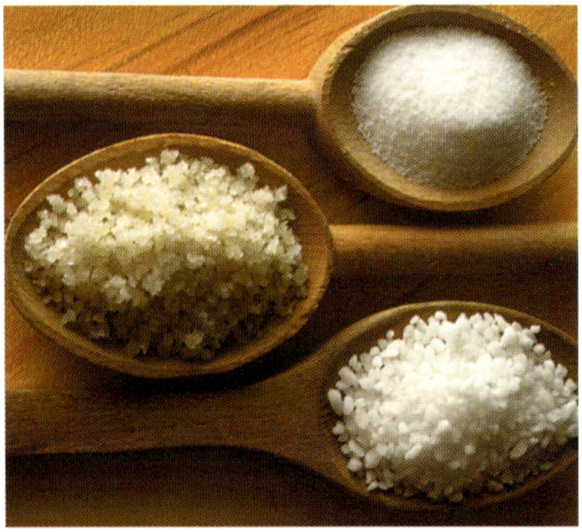

Kochsalz: Es ist in größeren Mengen sehr ungesund und stört das Wohlbefinden.

Die Säureausscheidungsfunktion der Niere wird durch Kochsalz beeinträchtigt und der Organismus ist nicht in der Lage, genug saure Stoffe auszuscheiden. Eine stille oder schleichende Übersäuerung (latente Azidose) entsteht. Deshalb versucht unser Gehirn, ein Durstgefühl hervorzurufen. Nach einer vermehrten Flüssigkeitszufuhr kann das Salz den Körper über die Nieren verlassen.

Andere Natriumsalze (z. B. Natriumhydrogenkarbonat) befinden sich in einem dynamischen Gleichgewicht. Natriumchlorid ist eine der stabileren Verbindungen. Gelangt ein Natriumsalz in den Magen, kommt es unweigerlich zur Reaktion mit der massenhaft im Magensaft vorkommenden Salzsäure (HCL).

Die Gleichung dafür lautet:

$NaHCO_3 + HCL = NaCL + H_2CO_3$

Es entsteht also Kochsalz. Kochsalz braucht bei unseren Nahrungsgewohnheiten nicht extra zugeführt werden. Bei diversen Untersuchungen konnten mit natriumfreiem Basenpulver bessere Ergebnisse erzielt werden.

12. Warum soll Basenpulver selenhaltig sein?

Bei einem hohen Prozentsatz der europäischen Bevölkerung kann laborchemisch ein Selenmangel festgestellt werden. Dies rechtfertigt die Zugabe von Selen zu einem ganzheitlichen Basenpulver. Selen hat den Nachteil, dass es bei zu hoher Dosierung toxisch sein kann.

Daher soll unbedingt darauf geachtet werden, dass die Selenbeimischung nur unter ständiger Prüfung und permanenter Kontrolle erfolgt. Finger weg von so genannten »Hausmischungen«!

Selen ist als wichtiges Spurenelement bekannt geworden, ist ein entscheidender Bestandteil antioxidativ wirkender Enzyme und schützt vor oxidativem Stress, der unsere Gesundheit schädigt und unser Wohlbefinden beeinträchtigt.

Selen wirkt auch als Gegenmittel bei chronischen Belastungen durch Schwermetalle wie Blei, Cadmium und Quecksilber. Entgiftung ist eine der erwünschten Wirkungen eines Basenpulvers. Der tägliche Bedarf an Selen kann durch die Nahrung in unseren Breiten kaum gedeckt werden. Eine zusätzliche Einnahme über selenhaltiges Basenpulver ist sinnvoll und wird empfohlen.

Selen wird eingesetzt bei Erkrankungen, die mit einem Selenmangel in Zusammenhang stehen können:

- geschwächtes Immunsystem,
- Krebs,
- Herzerkrankungen,
- Herzinfarkt,
- rheumatische Erkrankungen,
- Lebererkrankungen,
- Diabetes mellitus,
- Bauchspeicheldrüsenerkrankungen,
- Augenerkrankungen,
- Schwermetallvergiftung.

Die Zufuhr von Selen soll vorwiegend zur Vorbeugung eingesetzt werden. Eine ausreichende Selenversorgung ist sicherlich vorteilhaft.

Selen wird dem Basenpulver vorwiegend auf Grund seiner guten Schutzwirkung vor freien Radikalen beigesetzt. Die Stärkung des Immunsystems und die Förderung der Entgiftung sind Wirkungen, die unverzichtbar sind.

13. Kann ich in der Schwangerschaft Basenpulver trinken?

In der Schwangerschaft kommt es durch hormonelle Umstellungen zu außergewöhnlichen biologischen Veränderungen im Körper der werdenden Mutter. Eine nicht unbedeutende Belastung ist damit verbunden. Wird dieser nicht entgegengearbeitet, reagiert der Organismus in der Art, dass er das ungeborene Leben zu Lasten der Mutter schützt. In den neun Monaten, in denen ein neuer Organismus heranwächst, hat eine Übersäuerung leichtes Spiel und die Gefährdung ist besonders groß.

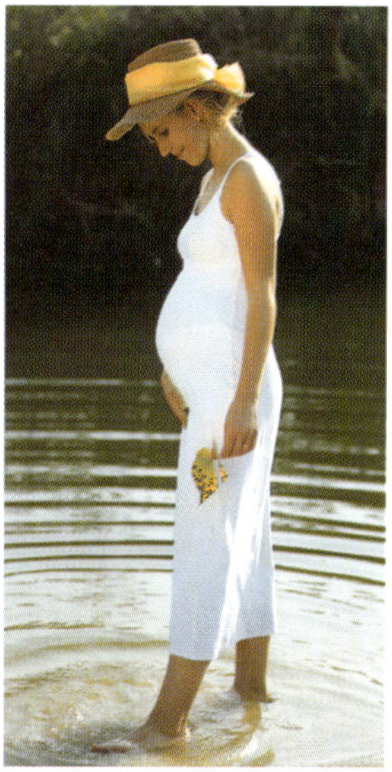

Viele Frauen berichten von folgenden säureabhängigen Beschwerden während der Schwangerschaft:

- Sodbrennen und Gastritis,
- geschwollene Beine,
- verquollene Augen,
- Kreuzschmerzen,
- Zahnverlust.

Säureabhängige Erkrankungen können in der Schwangerschaft erstmalig auftreten oder sich verschlechtern.

Medikamente werden in der Schwangerschaft aus erklärbaren Gründen abgelehnt. Die Angst, die Frucht zu gefährden, lässt die jungen Mütter lieber leiden.

Die meisten Arzneien, die gegen Sodbrennen und Gastritis normalerweise eingenommen werden, sind in der Schwangerschaft nicht erlaubt.

Der Verbrauch an basenspendenden Mineralien und Spurenelementen steigt stark an, denn der Embryo benötigt beim Heranwachsen die entsprechenden Rohstoffe. Geholt werden die Basen aus dem Körper der Mutter. Aus diesem Grund haben viele Frauen während der Schwangerschaft einige Zähne verloren. Einer Osteoporose wird durch den Kalziumverlust der Weg bereitet.

Eine Übersäuerung zeigt sich auch in massiven Kreuzschmerzen. Vor allem die Kreuzbein-Darmbein-Gelenke sind häufig entzündet.

Die Gefahr der Übersäuerung und des damit verbundenen Mineralstoff- und Spurenelementverlustes ist mit der Geburt noch nicht vorbei. Die übermäßige Säureproduktion geht während der Stillperiode weiter und kann den Organismus der Mutter schädigen.

Eine Bekämpfung der sauren Gefahr ist aus diesen Gründen in diesem Lebensabschnitt unbedingt nötig. Die Zufuhr basischer Substanzen bringt den Frauen einen unheimlichen Substanzgewinn, der Verlust an Mineralstoffen wird ausgeglichen. Die Natriumfreiheit ist eine wichtige Voraussetzung.

In Basenpulver ist der Tagesbedarf an Magnesium beinhaltet. Es kann aber ohne weiteres eines der gängigen Magnesiumpräparate zusätzlich noch eingenommen werden. Nicht gleichzeitig mit Basenpulver, der Abstand sollte mindestens 15 Minuten betragen.

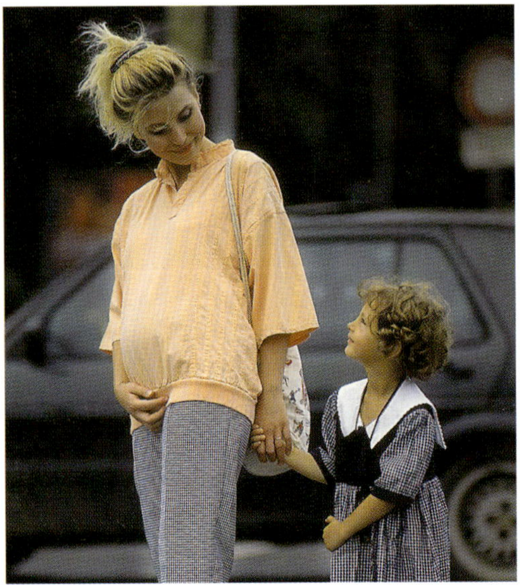

Kreuzschmerzen, Zahnverlust, Osteoporose, Sodbrennen während der Schwangerschaft: Basenpulver hilft wunderbar!

Viele Schwangere, die an Sodbrennen und Gastritis litten, berichteten, dass nach der Einnahme von Basenpulver ihr Sodbrennen völlig verschwunden ist.

Die Dosierung in der Schwangerschaft soll ein bis zwei gehäufte Teelöffel Basenpulver betragen. Eine Gefährdung der Frucht oder Nebenwirkungen sind ausgeschlossen.

14. Können auch Kinder mit Basenpulver behandelt werden?

Entgegen der bisherigen Annahme, dass Kinder selten übersäuern, ist auch bei unseren zukünftigen Hoffnungsträgern die Ernährung leider in eine Richtung gewandert, die schon Kleinkinder unter der Säurebelastung leiden lässt.

Vorwiegend trifft es übergewichtige Kinder, bei denen die Übersäuerung Ursache und Auswirkung gleichzeitig ist. Zu wenig Flüssigkeitszufuhr und zu viel Zuckerkonsum rufen diese Übersäuerung hervor.

Das am weitesten verbreitete Symptom ist die so genannte Nabelkolik. Kinder haben Bauchschmerzen, die meist um den Nabel lokalisiert sind. Bei der Untersuchung wird aber kein pathologischer Befund entdeckt. Bei genauer Befragung sind fast immer zuckerhaltige Getränke und Naschereien im Spiel. Diese Kinder sind häufig chronisch verstopft und leiden an hartem Stuhl.

Natürlich gelten für Kinder die gleichen Stoffwechselgrundsätze wie für Erwachsene. Achten soll man vor allem auf eine Reduktion des

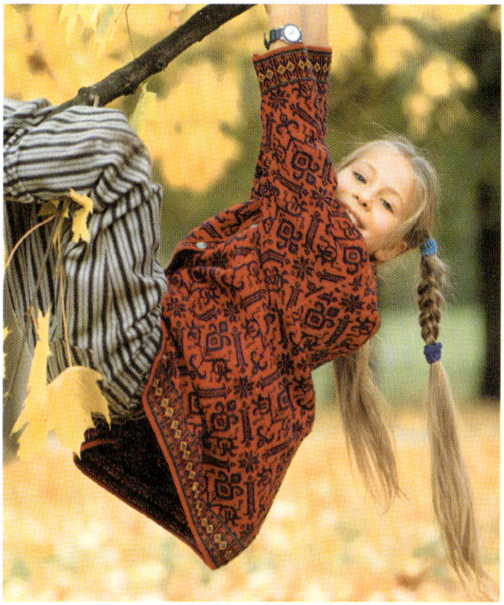

Zucker- und Salzkonsums. Eine Rückkehr zum Getränk »Wasser« sollte angestrebt werden. Da dies nicht leicht ist, weil Kinder gerne süße Säfte und geschmacksintensive Fertig-

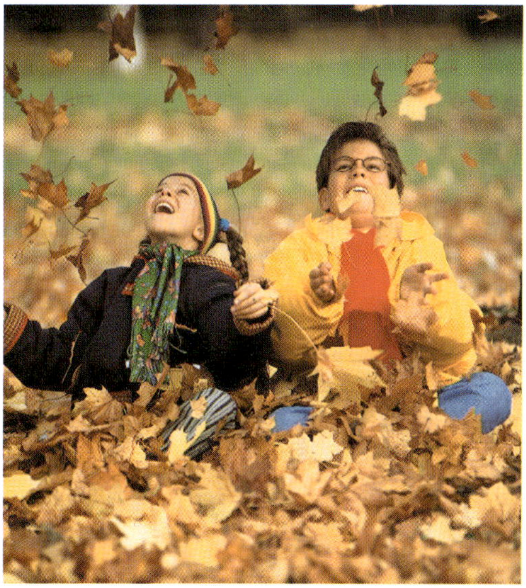

getränke bevorzugen, empfiehlt sich ein kleiner Trick: Lassen Sie Kinder richtig durstig werden und sie werden Wasser lieben lernen.

Häufig wurde von Betroffenen berichtet, dass sich vor allem Hautprobleme bei Kindern bessern.

In erster Linie wurden bei Neurodermitis große Erfolge beschrieben. Ärzte sind sich noch nicht einig über den Wirkmechanismus, da bei Neurodermitis im ganzheitlichen Therapieansatz eine Allergie, eine Autoimmunerkrankung, eine Schwermetallvergiftung, eine Stoffwechselstörung und noch andere Auslöser als Ursache diskutiert werden. Die Definitionen der Neurodermitis sind auch nicht so ganz klar. Unterschiedliche Hauterkrankungen werden als Neurodermitis bezeichnet.

Eine entscheidende Rolle spielen überschüssig produzierte Säuren. Diese können über den normalen Weg nicht ausgeschieden werden, so dass der Organismus versucht, diese über die Haut zu »entsorgen«.

Die Säuren bleiben aber in der Haut »stecken« und können dort heftige Entzündungen hervorrufen. Daher empfehlen viele Ärzte unterschiedliche Diäten um zu entsäuern. Eine bessere Entsäuerung erreicht man aber mit Basenpulver.

Die Dosierung bei Kindern ist etwas geringer als bei Erwachsenen. Ein gehäufter Teelöffel sind 8 Gramm Basenpulver. Ab 20 Kilogramm Körpergewicht können Kinder die Erwachsenendosis (ein Teelöffel täglich als Erhaltungsdosis) einnehmen.

Empfehlung: zwei Gramm Basenpulver auf 5 Kilogramm Körpergewicht!

Für Kinder ist der Geschmack des Basenpulvers häufig ein Problem. Keinesfalls sollte Zucker zugefügt werden. Erlaubt ist das Lösen in pro- und eubiotischen Milchprodukten. Das schmeckt dann auch den Kleinen. Achten Sie auf die Zuckerfreiheit!

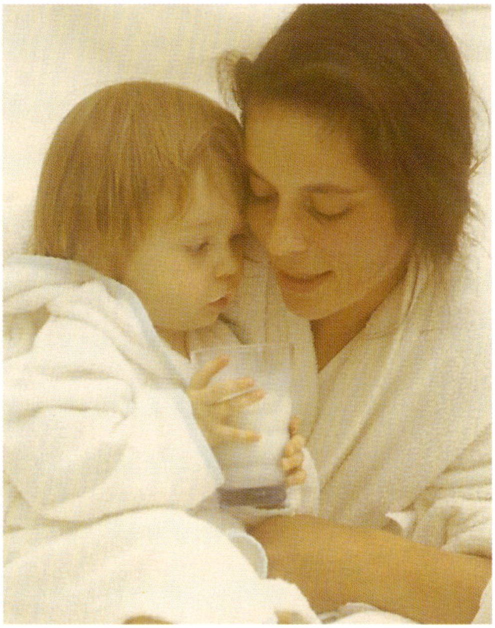

In pro- und eubiotischen Milchprodukten aufgelöstes Basenpulver schmeckt auch den Kleinen.

15. Wie unterstützt Basenpulver die Entgiftung?

Schwermetalle (Blei, Quecksilber, Cadmium, Strontium, Thallium) greifen in den Stoffwechsel ein, indem sie sich an Proteine und Peptide binden.

Damit wirken sie in den Zellen als Enzymgifte. Sie verdrängen wichtige Spurenelemente und Mineralstoffe von ihrer zentralen Bindungsstelle.

Die jahrelange Anhäufung von Schwermetallen schwächt das Immunsystem und schädigt Niere und Leber. Blei und Cadmium beeinflussen den Knochenstoffwechsel negativ, indem sie den Kalziumeinbau behindern.

Schwermetallbelastung und Übersäuerung halten sich gegenseitig aufrecht und verstärken sich. Bei vorliegender Übersäuerung werden Schwermetalle besser verstoffwechselt und schwerer ausgeschieden. Die Anhäufung der Schwermetalle wiederum schädigt manche biochemischen und biologischen Funktionseinheiten nachhaltig. Dies begünstigt wiederum eine Verschiebung der Stoffwechsellage ins Säuerliche. Weiterhin blockieren Schwermetalle die Wirkung basenbildender Komplexe im Organismus. Dadurch wird die Säurebelastung des Körpers noch verschärft und gesteigert.

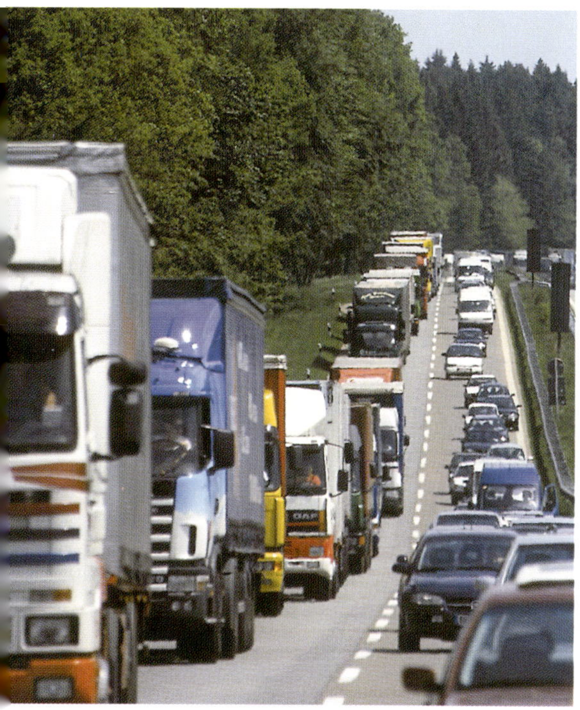

Schwermetalle schwächen das Immunsystem und schädigen Niere und Leber.

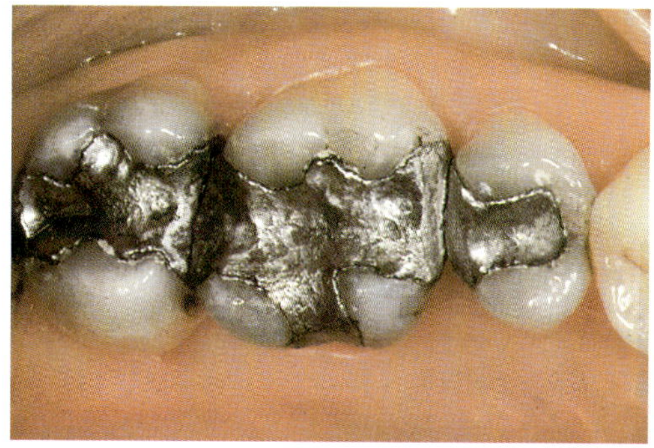

Amalgamfüllungen können für eine Schwermetallbelastung verantwortlich sein.

Schwermetallausleitung erfordert unbedingt den Einsatz basischer Komponenten. Eine Entgiftung ohne selenhaltiges Basenpulver wird nur sehr schwer zum Erfolg führen. Bei jahrelanger Schwermetallbelastung (Autoabgase aber auch Amalgamfüllungen) kann die Entgiftung mehrere Monate in Anspruch nehmen.

Auch hier gilt: zuerst starke Entsäuerung für ein bis zwei Wochen mit 3 – 4 gehäuften Teelöffeln, dann Erhaltungsdosis mit einem Teelöffel täglich. Zwischendurch kann die Dosis immer wieder auf drei bis vier Teelöffel erhöht werden.

Das Gleiche gilt nach einer Belastung durch Kortison oder Antibiotika.

16. Kann es anfänglich zur Verschlechterung meiner Symptome kommen?

Wir sehen viele Patienten, die am Beginn einer Entsäuerungskur von einer Verschlechterung ihrer Symptome berichten, vor allem dann, wenn die schleichende und stille Übersäuerung sehr stark ist und bereits jahrelang vorliegt.

Die Erklärung für diese Phänomene liegt auf der Hand. Durch die Einnahme von Basenpulver werden die Salzablagerungen der Säuren aus den Organen und aus dem Bindegewebe gelöst.

Die Säureausscheidung kann über die Nieren nicht so schnell erfolgen, da zu wenig Flüssigkeit zur Verfügung steht. Die Symptome verschlechtern sich anfangs.

Manche frisch gelösten Säuren, die nicht gleich ausgeschwemmt werden können, lagern sich im lockeren Bindegewebe, rund um die Augen oder in den Beinen ein.

Dies ist keine Nebenwirkung des Basenpulvers, sondern ein Zeichen einer massiven Übersäuerung.

Die stärksten Reaktionen auf Basenpulver sahen wir in Südafrika, da dort noch jahrelang unbehandelte Übersäuerungskrankheiten vorliegen.

Selbst ausgeprägte unbehandelte Harnsäureablagerungen in Sprunggelenken, die wir in Europa nur mehr aus alten Büchern kennen, konnten wir beobachten. Nach anfänglichen Reaktionen konnten selbst diese »Gichthaxn« gut behandelt werden.

Ganz wichtig ist es, gerade am Anfang der Basenpulver-Einnahme auf eine genügende Flüssigkeitszufuhr zu achten. Dann kann eigentlich nichts schief gehen.

17. Wann soll Basenpulver eingenommen werden?

Die Einnahme soll nicht unmittelbar mit der Nahrungsaufnahme erfolgen.

Bei einer Entsäuerungskur empfiehlt sich dreimal täglich die Einnahme ungefähr 15 bis 20 Minuten nach den Mahlzeiten mit genügend Flüssigkeit.

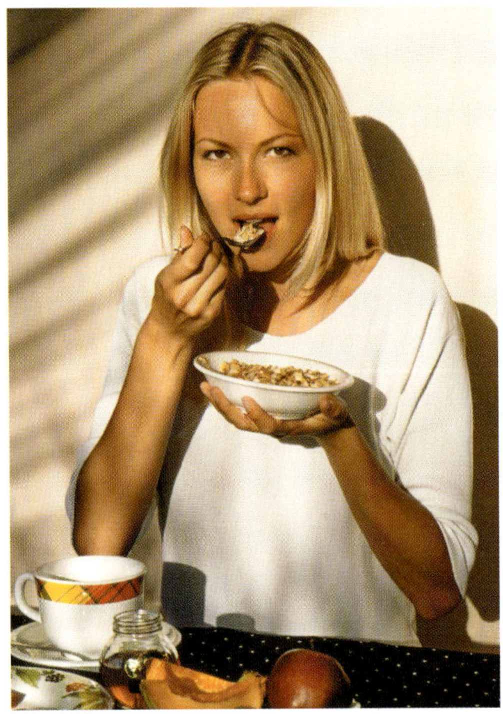

15 bis 20 Minuten nach den Mahlzeiten Basenpulver einnehmen!

Bei der Erhaltungsdosis von einem Teelöffel täglich ist der zeitliche Abstand zum Essen ebenfalls einzuhalten. Magensäure in normalem Umfang wird für die Verdauung benötigt.

Basenpulver behindert diese Verdauungsvorgänge nicht, aber es soll verhindert werden, dass die Wirkung der hochwertigen Basenpulverinhaltsstoffe durch den Magensaft eingeschränkt wird.

Beim Wunsch nach Gewichtsreduktion wird das Pulver 15 – 20 Minuten vor dem Essen mit viel Flüssigkeit getrunken. Dadurch wird rasch ein Sättigungsgefühl erreicht.

Heißhungerattacken können mit Basenpulver überwunden werden. Die Zusammenhänge sind in »Übersäuerung und Übergewicht« beschrieben (siehe Seite 44).

Bei Darmreinigungskuren berichten Patienten, dass sie selbst bei Nulldiät kein Hungergefühl empfinden und ihnen in den ersten beiden Tagen die verminderte Nahrungszufuhr keinerlei Probleme bereitet hat.

Der Normal- oder Untergewichtige wird durch die Zufuhr basischer Substanzen nicht beeinträchtigt, soll aber die Einnahme von Basenpulver nach dem Essen bevorzugen.

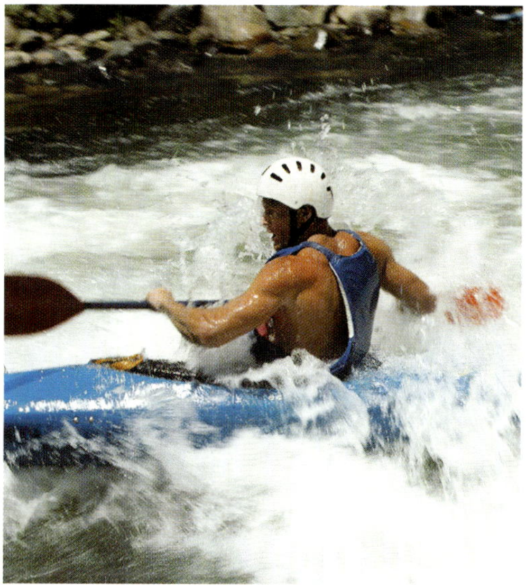

Sportler und Hochleistungsathleten führen basische Stoffe am besten vor, während und nach der Belastung zu. Eine verminderte Milchsäurebildung wird erreicht und die Laktattoleranz erhöht. Der Trainierende benötigt dazu viel Flüssigkeit und steigert damit die Leistungsfähigkeit.

Ausdauerathleten wie auch Kraftsportler trinken während des Trainings in Flüssigkeit gelöstes Basenpulver stärker verdünnt als gewohnt (1 Teelöffel auf einen halben Liter Wasser).

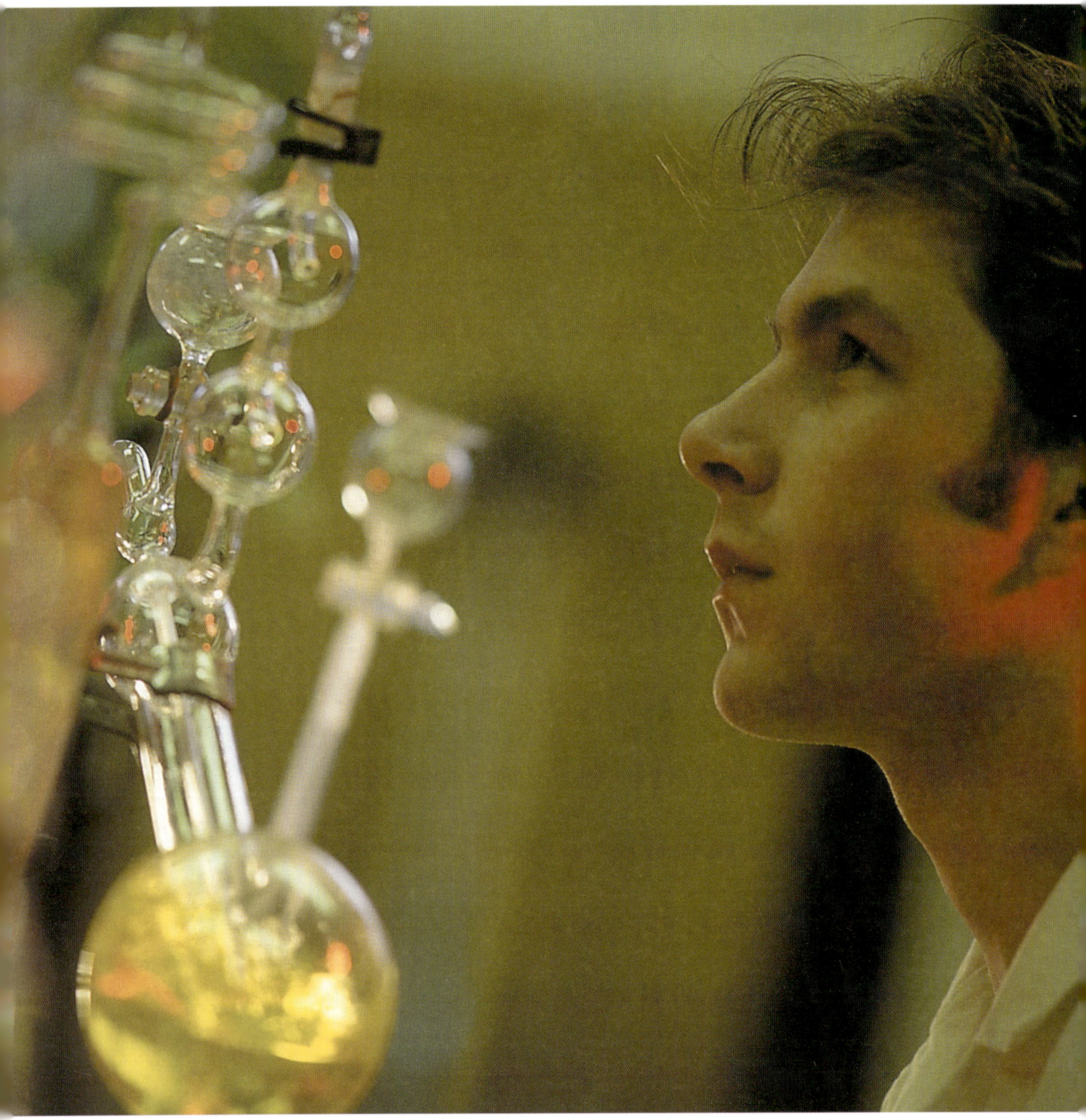

Die Sicht der Wissenschaft

Nach den neuesten Erkenntnissen der Medizin wurde eine klinische Studie zur Wirkung von Basenpulver nach Dr. Auer vorgenommen. Die biochemischen Ergebnisse beweisen die Richtigkeit der Zusammenhänge, die in diesem Buch dargestellt wurden. Hier an dieser Stelle sollen keine wissenschaftlichen Dokumente veröffentlicht werden, sondern die Ergebnisse sollen dargestellt und erklärt werden. Die Bedeutung der wissenschaftlichen Arbeit liegt im Aufarbeiten des komplexen Themas und in der direkten Umsetzbarkeit der Resultate zur Verbesserung des Basenpulvers.

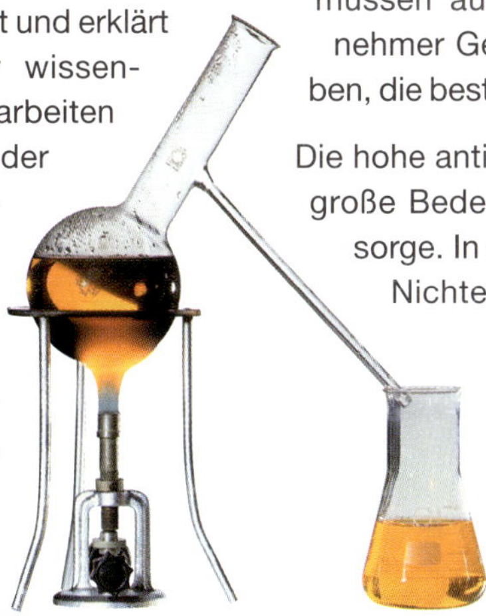

Für die Wissenschafter war diese Studie der Grundstein für weitere Forschungsarbeit, die für die Zukunft einiges erwarten lässt und im universitären und betrieblichen Bereich intensiv betrieben wird.

Die zukünftige Forschung weist den Weg in die Richtung der Spezialisierung des Basenpulvers. Die Grundsubstanz kann entsprechend der vorliegenden Übersäuerung und des Neutralisierungsbedarfs perfektioniert werden.

So ist ein spezielles Basenpulver für die Neutralisierung der Milchsäure bei Sportlern schon in der Prüfungs- und Zulassungsphase. Hier geht es darum, in den Mitochondrien der Muskelzellen die Milchsäure zu neutralisieren.

Die Forschung muss die richtigen neutralisierenden Stoffe finden, den Transportweg in die Muskelzellen überprüfen und die Wirkung nachweisen. Jegliche Nebenwirkungen müssen ausgeschlossen sein, ein angenehmer Geschmack muss bestehen bleiben, die beste Dosierung muss bekannt sein.

Die hohe antioxidative Wirksamkeit zeigt die große Bedeutung für die Gesundheitsvorsorge. In diesem Fall ist der Vorteil in der Nichtentstehung von Krankheiten zu sehen. Bisher kannte die Medizin den Ausdruck Vorsorge nur in der Früherkennung und Heilung von körperlichen Defekten.

Die Bedeutung der Arachidonsäure und deren Neutralisation bei rheumatischen Erkrankungen ist eine weitere große Aufgabe der Forschung.

Als Endresultat erwarten wir uns ein spezielles Basenpulver für Rheumatiker und Gelenkleidende. Eine Wirksamkeit bei Osteoporose wird natürlich auch vorliegen.

Die Rolle der Säuremoleküle bei Entstehung von Tumoren ist beispielsweise Thema einer eigenen Forschungsgruppe. Wir freuen uns dass diese Arbeitsbereiche breite Unterstützung durch Universitäten und öffentliche Hand genießen. Wir werden uns bemühen das Bestmögliche beizutragen.

In den nächsten Jahren werden aus der Forschung klare Resultate hervorgehen, deren Wert wir derzeit in der Gesamtbedeutung noch gar nicht abschätzen können.

Wenn wir den Kampf gegen die Übersäuerung gewinnen, haben wir die wichtigste Schlacht gegen die meisten Krankheitsbilder gewonnen. Selbst der Alterungsprozess kann verlangsamt werden.

Aber nun zur kleinen und zur Veröffentlichung freigegebenen Studie: An der Karl Franzens Universität in Graz/Österreich wurde 20- bis 25-jährigen gesunden Studenten für 3 Tage Basenpulver gegeben. Es wurden vorher und nachher einige laborchemische Untersuchungen vorgenommen. Diese Studie beweist schlüssig die Wirksamkeit des Basenpulvers. Uns ist bewusst, dass kein Anspruch auf Vollständigkeit besteht und diese Studie erst den Auftakt zu weiterer Forschungsarbeit darstellt. Im wissenschaftlichen Bereich besteht höchster Anspruch auf Ethik und Genauigkeit.

Die Ergebnisse der Studie:

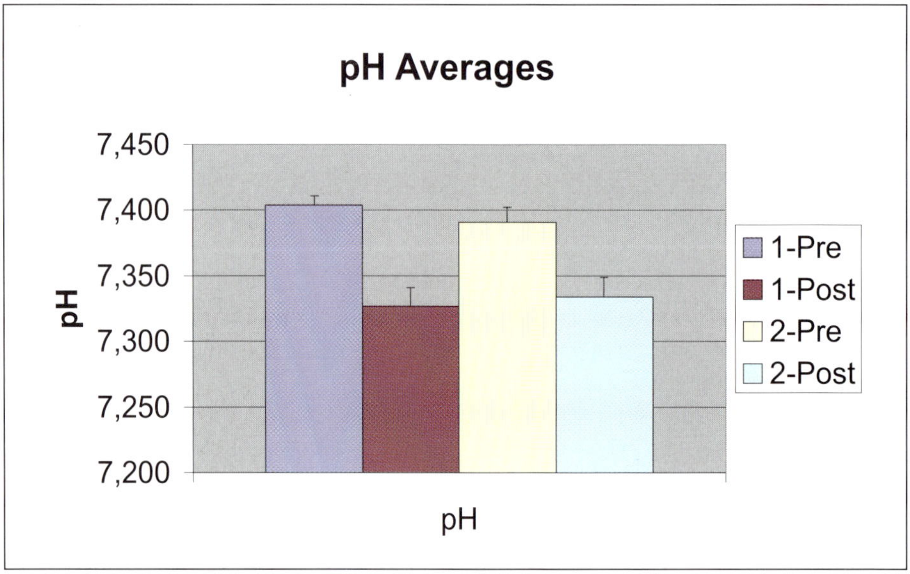

Durchschnittlicher Säurewert vor und nach der Basenpulver-Einnahme: Der pH-Wert verändert sich wenig.

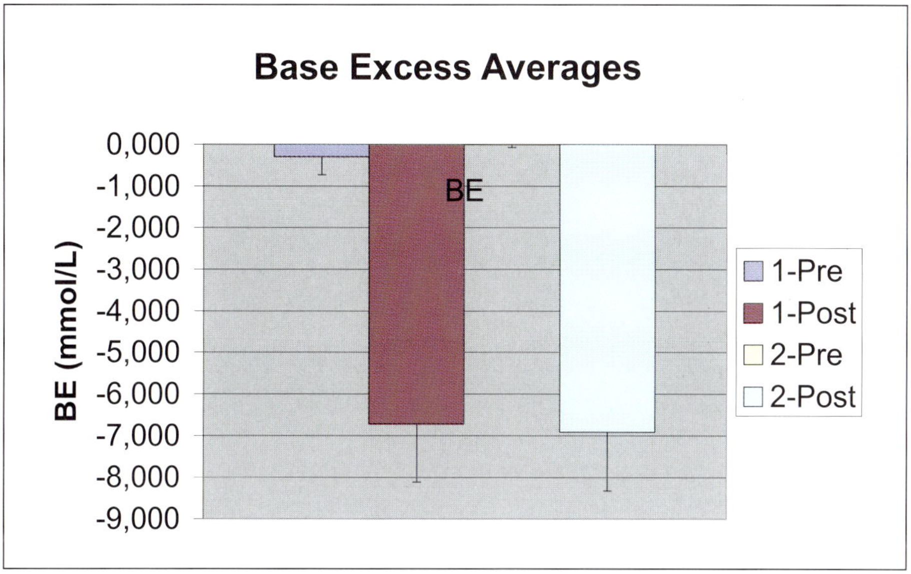

Auch der Basenexcess, die Veränderung der Basenwerte, ist nicht bedeutend.

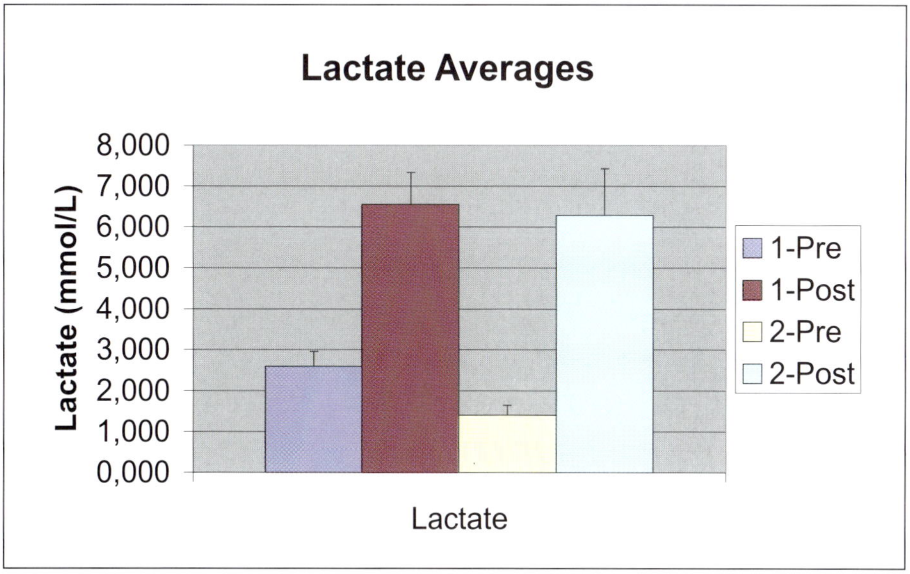

Die Lactat-Werte konnten eindeutig gesenkt werden.

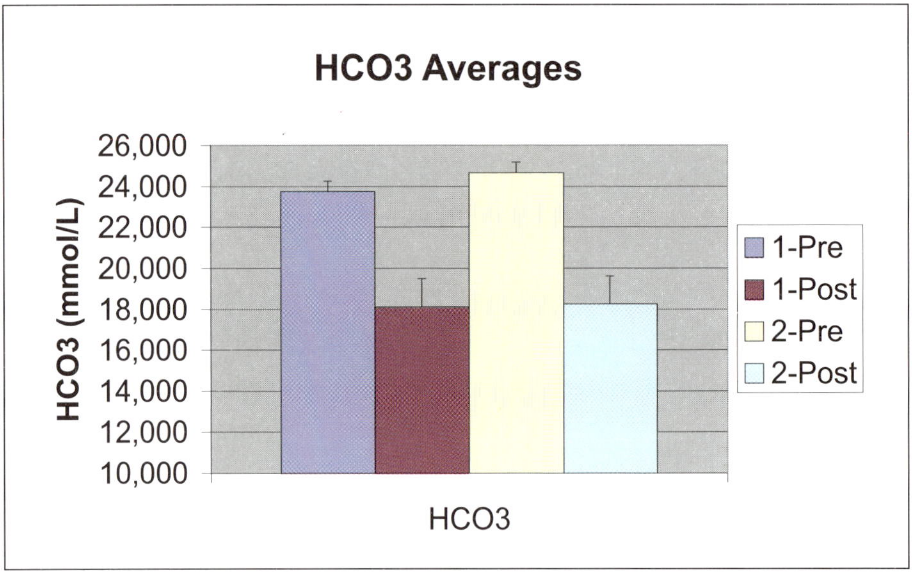

Durchschnittliche Hydrogencarbonat-Werte vor und nach der Einnahme von Basenpulver.

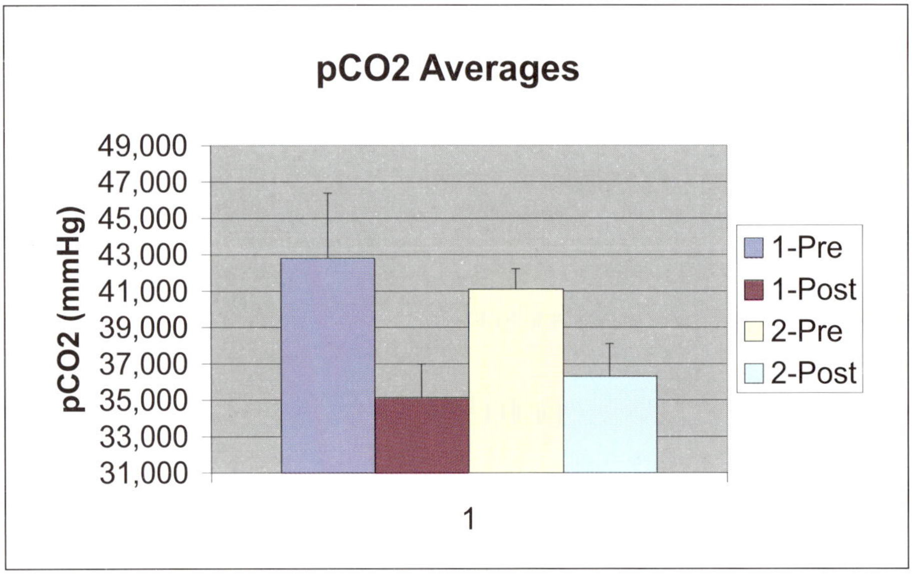

Durchschnittlicher Kohlendioxid-Partialdruck vor und nach der Einnahme von Basenpulver.

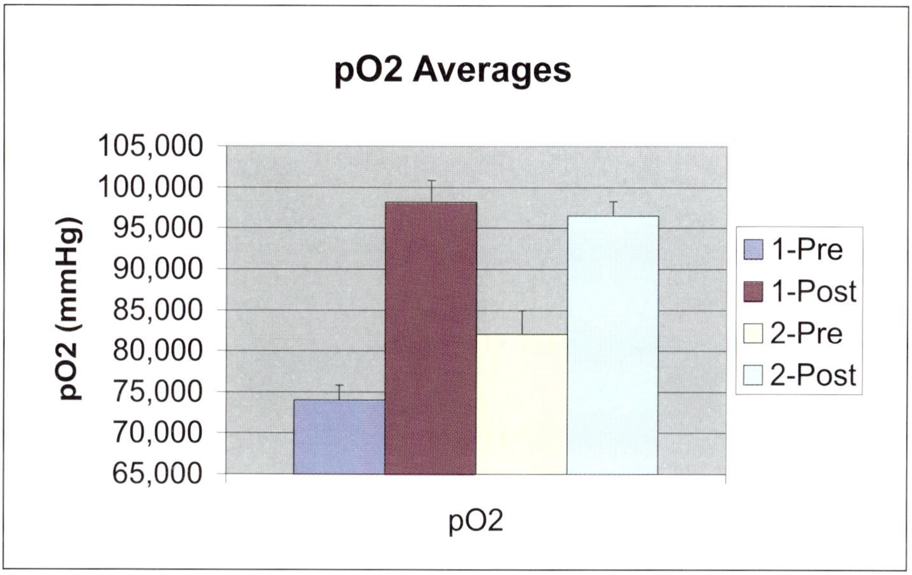

Sauerstoff-Partialdruck vor und nach der Basenpulver-Einnahme.

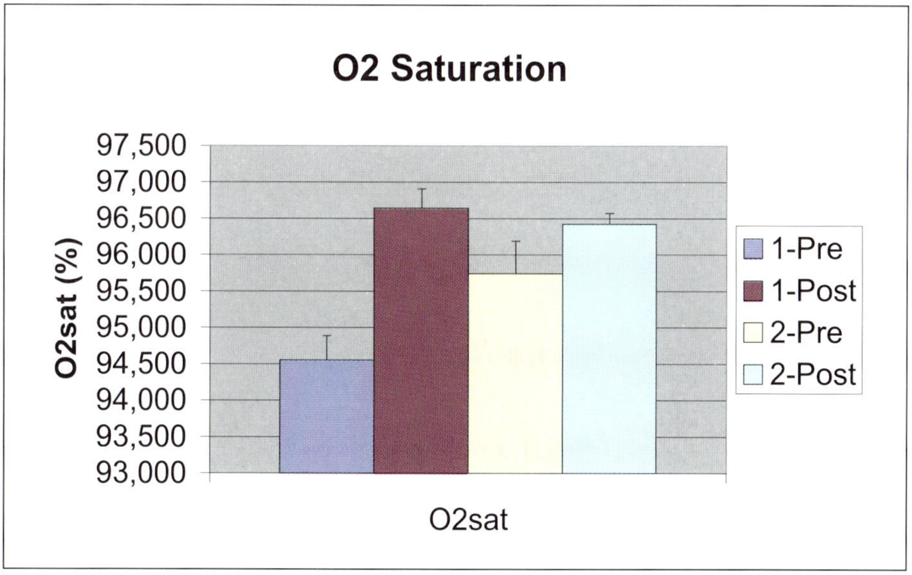

Sauerstoff-Sättigung vor und nach der Basenpulver-Einnahme.

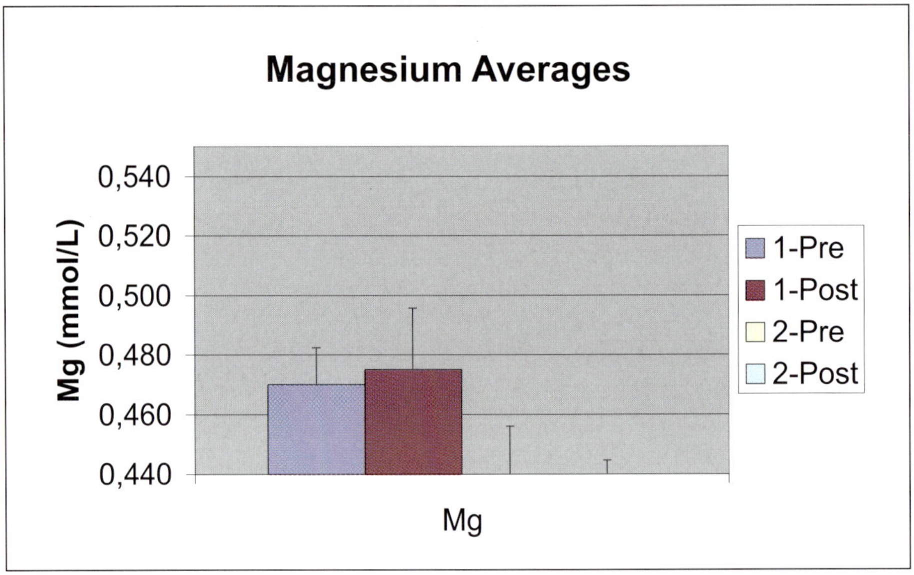

Durchschnittliche Magnesium-Werte vor und nach der Einnahme – der Magnesiumspiegel stieg nach der Einnahme.

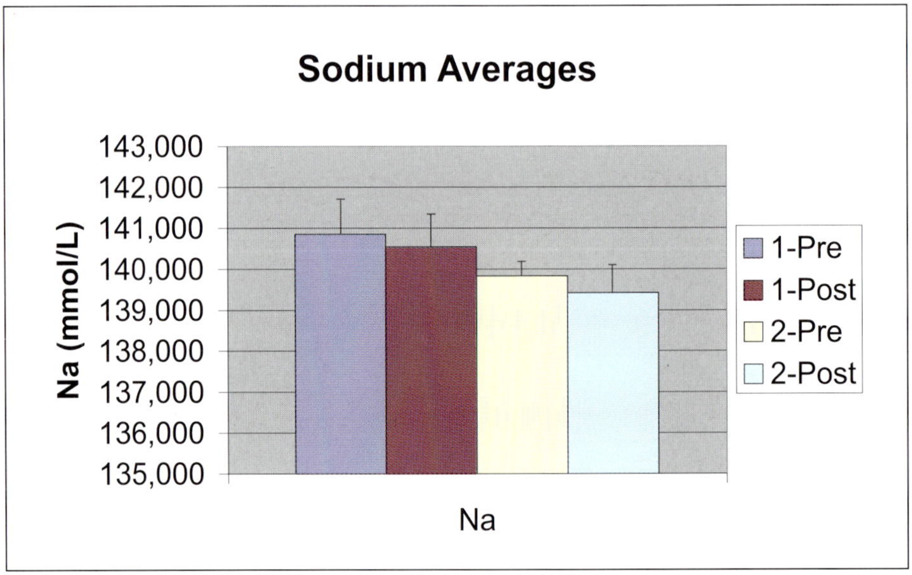

Durchschnittliche Natrium-Werte vor und nach der Basenpulver-Einnahme – der Natriumspiegel sank.

Interpretation

Auf den ersten Blick verwunderlich ist die Tatsache, dass sich der pH-Wert des Blutes nicht verändert. Da die Regulationssysteme den pH-Wert des Blutes nahezu immer konstant halten, beweist dies vor allem die Bedeutung der Säureanhäufung in den einzelnen Körpersystemen und in den Körperzellen. Die Unsinnigkeit von Harnteststreifen lässt sich erkennen, wenn man sieht, wie komplex der Säure-Basen-Haushalt ist.

Aus demselben Grund veränderte sich der Basenexzess kaum. Das zeigt des Weiteren, dass pH-Wert und Basenexzess nicht die absoluten Parameter für den allgemeinen Säure-Basen-Haushalt sind.

Eindeutig signifikant konnte vor allem der Milchsäurespiegel gesenkt werden, gleichzeitig senkte sich der Kohlendioxid-Partialdruck. Dies zeigt, dass Basenpulver eine stressinduzierte Lactazidose deutlich senken kann. Der Fettsäurestoffwechsel wird nachhaltig beeinflusst, da Laktat die Fettoxidation hemmt. Eine Senkung des Laktatspiegels bedeutet eine verbesserte Fettoxidation. Dies erklärt auch die fettabbauende Wirkung von Basenpulver.

Des Weiteren stieg der Sauerstoff-Partialdruck sowie die Sauerstoffsättigung. Die positiven Auswirkungen dieser Veränderungen auf den Gesamtorganismus sind natürlich gewaltig. Die Ergebnisse der Studie wurden erwartet und zeigen letztendlich die Bedeutung des Säure-Basen-Haushaltes für den Menschen.

Erwähnt werden muss noch, dass der Magnesiumspiegel anstieg und der Natriumspiegel sank. Auch diese Ergebnisse müssen nicht näher erörtert werden.

Aus den vorliegenden Studien gehen nicht nur Erkenntnisse hervor, sondern es tun sich sehr viele Fragen auf, die für die Zukunft noch jede Menge Forschungsarbeit benötigen. Der Nutzen für die heutige Medizin ist wahrlich bedeutend und in seiner Dimension noch nicht richtig abschätzbar.

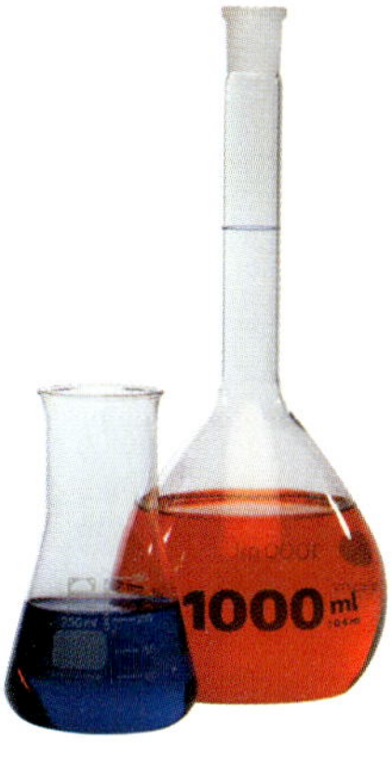

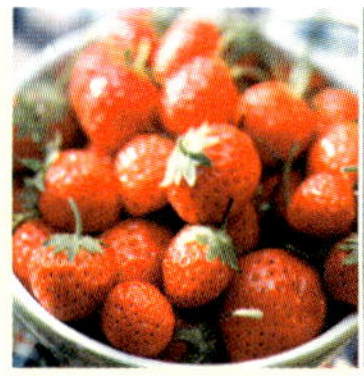
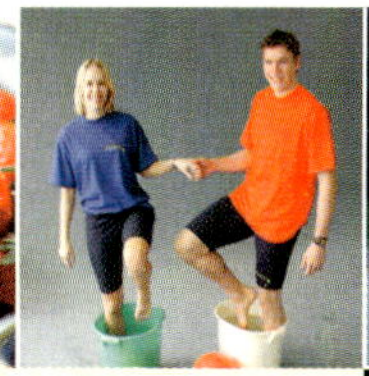
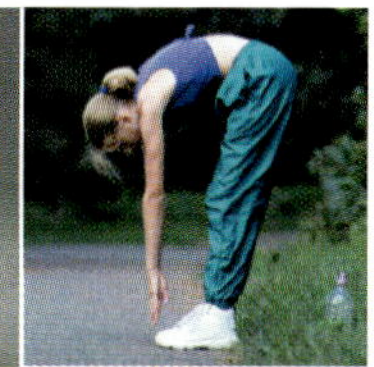
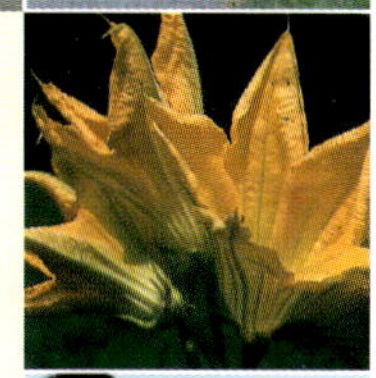
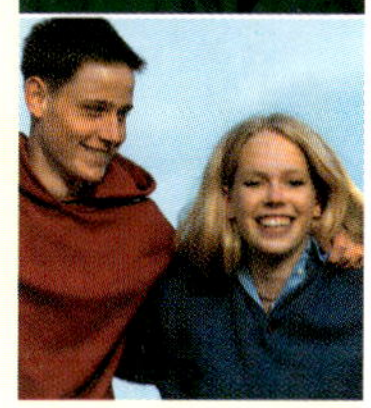